Votre santé va vous coûter un bras

Du même auteur

Le Ministère des bras cassés, Albin Michel, 2022.

La Grande Braderie. Comment l'Église se bat pour éviter la faillite, Fayard, 2011.

Les Hommes-orchestres de l'humanitaire, Alternatives, 1996.

Marc Payet

Votre santé va vous coûter un bras

Robert Laffont

ISBN : 978-2-221-26918-3
Dépôt légal : novembre 2023
Éditions Robert Laffont – 92, avenue de France 75013 Paris

Pour Sophie, Mattéo et Lucien

« Le 15 septembre 1840, vers six heures du matin, *la Ville-de-Montereau*, près de partir, fumait à gros tourbillons devant le quai Saint-Bernard. »

Gustave Flaubert,
L'Éducation sentimentale, 1869.

Prologue

L'argent-roi menace-t-il notre santé ? On peut se poser la question. Notre système de soins est formidable car égalitaire et unique, mais il est en danger. Sa performance au service des patients se dégrade. L'affairisme progresse. Et la générosité de son financement qui fait payer les soins des malades par les bien-portants semble remise en cause. J'ai deux paires de lunettes pour faire ce constat. Celle du journaliste professionnel qui suit ce secteur depuis vingt-cinq ans, pour le compte de différents journaux. Et celle du père d'un jeune homme polyhandicapé, Lucien, âgé aujourd'hui de vingt-trois ans, soigné, accompagné, et finalement diagnostiqué par l'hôpital public, qui est à présent pris en charge par le secteur médico-social, et dont j'ai choisi de raconter l'histoire. L'un des récits ne pouvait aller sans l'autre. Et, au-delà de ma situation personnelle, tous les Français sont concernés par ce sujet.

Avec ce livre-enquête, je vous emmène donc en voyage au cœur du système de santé. Je me suis déplacé dans des hôpitaux et des cliniques, chez des médecins, pour vous raconter la mutation en cours et en restituer le sens. Les déserts médicaux s'étendent, et les médecins généralistes eux-mêmes semblent en plein désarroi. Les services hospitaliers sont en grande tension, suppléés par des intérimaires qui gagnent beaucoup d'argent en peu de temps. Chacun des chapitres de cet ouvrage fait référence à l'argent, qui devient omniprésent dans notre rapport aux soins. Que ce soit par les montants colossaux des dépassements d'honoraires de certains médecins spécialistes, mais aussi par toutes ces petites ou grosses dépenses prises en charge, sans même que nous nous en rendions compte, par la généreuse Assurance maladie. Car nous n'avons aucune conscience de la valeur pécuniaire des soins. Bien malin celui qui connaît, en effet, le prix d'une journée d'hospitalisation, d'une boîte de Doliprane. Faites le test autour de vous.

Votre santé n'a pas de prix, certes. Pourtant, la quasi-gratuité des soins semble plus que jamais menacée puisque, comme le montre mon enquête, nous sommes en train de basculer vers un système financiarisé. Des exemples ? Le géant de la santé Ramsay a lancé en juin 2023 une offre de téléconsultation « illimitée » avec un abonnement à 11,90 euros par mois, « sans engagement dans la durée ». Ce qui signifie qu'on va bientôt consommer de la santé en s'abonnant à des offres, un peu comme chez Amazon ou Netflix. Une évolution silencieuse en cours, sous nos yeux, qu'on pourrait résumer en une formule : « Cela va nous coûter un bras », tant la privatisation rampante a tendance à tirer les prix vers le haut – ou les deux, si le système de santé s'effondre vraiment. Ajoutons à cela que les prix vont bel et bien s'envoler. L'Assurance maladie a décidé qu'à partir du 1er octobre 2023, le taux de remboursement des soins dentaires baissera, de 70 % à 60 %. Et le gouvernement envisage de doubler la franchise à la charge du patient sur les boîtes de médicaments, actuellement de 50 centimes par boîte, pour la faire passer à 1 euros. La sécu compte ainsi faire 1,5 milliard d'euros d'économies. Mais cela va faire mal à notre portefeuille.

Si les pouvoirs publics commencent enfin à se rendre compte du phénomène émergent – « Nous alertons sur la financiarisation du secteur de la santé », déclare ainsi le directeur général de l'Assurance maladie, Thomas Fatôme – personnellement, je ne me résous pas à cette évolution pessimiste. Il est même essentiel de sauvegarder la solidarité du système qui est le nôtre, un trésor commun fondé sur l'égalité de l'accès aux soins. Comme on protège notre planète, protégeons notre hôpital et tout ce qui nous sauve la vie !

*

J'ai eu, à de nombreuses reprises depuis la naissance de mon fils, l'occasion d'éprouver une immense reconnaissance pour cette institution et les femmes et les hommes qui la font tourner. Lucien est né avec une maladie génétique rare, diagnostiquée il y a seulement deux ans grâce à l'implication forte de médecins généticiens. « Lulu » est porteur d'un syndrome entraînant un polyhandicap. Pour le dire simplement, l'anomalie génétique qui est la sienne crée chez lui de grandes difficultés de compréhension, une absence de langage et une épilepsie lésionnelle. Mais il marche, il court même, souvent comme sur un fil, entre équilibre et chute, et pourtant il ne tombe jamais. Son « faux jumeau », Mattéo, est, lui, en très bonne santé. C'est un brillant ingénieur en physique qui aime le piano, son chat et ses amis, et fait preuve d'un humour à toute épreuve. Une famille singulière.

Aujourd'hui, malgré tout, Lucien va bien. Ce joyeux jeune homme de 23 ans aime par-dessus tout la musique – particulièrement les voix de Jean-Louis Murat et de Claire Diterzi –, raffole des albums de Tintin, fait parfois du cheval (en équithérapie) et voue une admiration sans bornes à toutes les images de locomotives, wagons, trains et autres tortillards. Il déteste jouer au ballon, qu'on l'oblige à faire de la pâte à modeler et manger trop chaud. Plusieurs après-midi par semaine, il fait du vélo-fauteuil dans les rues de Paris avec Thierry, son éducateur. Il arpente à grandes enjambées, avec enthousiasme et détermination le jardin de notre maison de campagne, et affiche une mine circonspecte devant certaines scènes de la vie courante avant de reprendre le fil de ses activités. « Ça y est, il a retrouvé la fiche ! » s'écrie-t-on alors en riant, sa mère, Sophie, et moi. Lulu n'est pas handicapé à nos yeux, il est singulier, et surtout très drôle. Si, aujourd'hui, nous pouvons le regarder évoluer, bouger, rire et profiter avec autant d'entrain de ce que la vie lui offre, c'est aussi parce que l'hôpital était là pour apporter des solutions aux défaillances de son organisme.

Lucien a toujours fait preuve d'un immense désir de vivre. Sophie et moi, ainsi que nos parents et nos familles respectives, nous nous sommes battus de toutes nos forces à ses côtés. Mais nous n'aurions pas réussi sans l'institution médicale et médico-sociale. Les difficultés, les peurs et les grandes angoisses ont été nombreuses – et ne sont probablement pas toutes derrière nous –, mais il y a toujours eu sur notre chemin un neuropédiatre, une pédopsychiatre, un rééducateur, une psychomotricienne, une ophtalmologue, un chirurgien stomato, un médecin généraliste, un musicothérapeute ou une dentiste spécialisée pour faire en sorte d'améliorer son quotidien. Je profite de ce livre pour leur adresser un nouveau témoignage de ma reconnaissance.

Et s'il y a eu, aussi, des médecins obtus, indifférents, mauvais, inaccessibles, notre temps – et celui de notre fils – était trop précieux pour le perdre avec eux ; nous avons donc toujours tourné les talons après un mauvais regard, une parole blessante et poursuivi le chemin qui nous menait vers quelqu'un d'autre, chez qui nous trouvions, alors, l'écoute et l'humanité nécessaires à une relation satisfaisante.

En parallèle, je suis journaliste, spécialisé dans le domaine de la santé. J'ai notamment couvert ce secteur pour *Le Parisien* de 2000 à 2021, rencontrant divers interlocuteurs, à l'hôpital, en médecine de ville, et écrit des centaines d'articles sur ces sujets. J'ai vécu et raconté certaines grandes affaires, de la canicule mortelle de 2003 aux campagnes de santé publique visant à faire reculer le tabagisme, en passant par l'incroyable crise du Covid, les multiples et incessantes réformes du système de soins engagées par des ministres aussi différents que Bernard Kouchner, Jean-François Mattéi, Xavier Bertrand, Roselyne Bachelot, Marisol Touraine, Agnès Buzyn, Olivier Véran, François Braun ou Aurélien Rousseau.

Je continue à enquêter sur ce thème, en tant que collaborateur régulier pour différents titres, dont l'hebdomadaire *Le Point*, et la revue *Zadig*. Et j'écris des livres. Grâce à ma casquette de « pro », je suis en contact régulier avec des médecins libéraux, des praticiens hospitaliers, des élus, des dirigeants de syndicat, des directeurs d'administration, des éducateurs spécialisés, des journalistes. Mon expérience singulière avec Lucien n'est pas le seul « miracle » remboursé par la Sécurité sociale que je constate. Même si je sais que tout est fragile. D'autres exemples entendus, vus, vécus ces dernières années me prouvent combien l'hôpital peut générer de *happy ends*. Je suis, par exemple, ému quand j'apprends qu'une petite fille a été sauvée d'une tumeur si importante qu'elle avait envahi un tiers de son corps. Et en découvrant que les chirurgiens ont réussi la prouesse de la lui retirer entièrement, je reste bouche bée. Pour autant, ce n'est pas toujours la performance technique qui me sidère ; parfois la pertinence du bon remède au bon moment ou la réactivité des soins de proximité, si souvent décriés, me fascine.

Les deux facettes de ma vie, Lulu d'un côté, mon travail de l'autre, habituellement séparées, se rejoignent sur un constat : notre système de santé fait des miracles, mais il est menacé par toutes sortes de dérives. Cet ouvrage va vous les raconter.

1

Les étranges facturations de la clinique Monceau

Établissement très chic des beaux quartiers parisiens, la clinique internationale du Parc-Monceau est située, comme son nom l'indique, à deux pas de l'un des plus prestigieux jardins de Paris. Pour autant, si ses médecins, anesthésistes et chirurgiens ont parfaitement le droit de pratiquer des dépassements d'honoraires – à condition de les signaler à leurs patients –, l'une des pratiques des lieux pose question. A-t-elle le droit de facturer au client qui vient se faire opérer en ambulatoire un passage en « salle de repos » de 82 euros, dans un « box », sans lui proposer d'alternative sinon une chambre individuelle à 140 euros ? Pourquoi demander au patient cette somme qui semble relever de la prise en charge versée à la clinique par l'Assurance maladie ? Selon la directrice de la clinique Monceau, Myriam Budan de Russé, « l'établissement est parfaitement dans son droit[1] ».

1. Entretien avec l'auteur, 1er juin 2023.

C'est la mésaventure qui est arrivée à Alain-Michel Ceretti. Ancien président de France Assos Santé, qui a travaillé au côté du Défenseur des droits dans le domaine de la santé, il s'est fait connaître dans les années 2000 par son combat en faveur d'une meilleure prise en charge des maladies nosocomiales contractées à l'hôpital, mises en lumière par son association Le Lien. Mais, récemment, Alain-Michel Ceretti s'est à nouveau illustré. Alors qu'il est venu se faire opérer en ambulatoire à la clinique Monceau, le 12 mai 2023, la facturation des soins l'a fait tiquer.

Selon nos informations, Alain-Michel Ceretti a fait un signalement, le 16 mai suivant, à l'encontre de l'établissement pour « facturation abusive de chambre individuelle et de box » auprès de la Direction générale de la consommation, de la concurrence et de la répression des fraudes (DGCCRF). Et, d'après des mails que nous avons pu consulter, une enquête est ouverte depuis le 31 mai 2023 par la préfecture de police de Paris, enquête menée par le pôle santé de la Direction départementale de la protection des populations de Paris, pour le même motif. Bien entendu, tant que la procédure n'est pas terminée, la clinique bénéficie de la présomption d'innocence.

Voici de quoi il retourne.

« Sur le plan médical, tout s'est bien passé[1] », confie Alain-Michel Ceretti qui nous raconte en

1. Alain-Michel Ceretti, entretien avec l'auteur, 1er juin 2023.

détail son expérience. Deux semaines auparavant, a eu lieu le rendez-vous de pré-admission qui sert à consulter l'anesthésiste et à évoquer certains points pratiques. « J'étais parfaitement au courant de son dépassement d'honoraires, de même que de celui du chirurgien. Tout était clair. En revanche, lorsque je lui ai demandé où je devais aller après l'opération, l'anesthésiste m'a parlé d'un passage en salle de repos, mais qui, lui, était payant. Ne comprenant pas bien pourquoi, j'ai manifesté ma surprise et ai voulu discuter de façon plus approfondie avec une responsable de l'administration de la clinique. »

Alain-Michel Ceretti se retrouve alors face à une dame qui confirme que ce n'est pas négociable. « Cette personne de l'administration de la clinique Monceau m'a dit que je devrais aller en salle de repos, de façon obligatoire, pendant une heure et demie, après la salle de réveil. On m'apporterait une collation, on surveillerait ma tension... Ça, je le comprenais bien. Mais en lisant le devis je ne voyais toujours pas pourquoi c'était payant. Je devais choisir entre un box dans une salle commune, isolé par un rideau, facturé 82 euros, et une chambre individuelle à 140 euros. Cela relevait de la prestation obligatoire. Impossible de s'y soustraire. Je n'avais pas d'exigence particulière, je demandais simplement à suivre le parcours ambulatoire. J'étais étonné, mais voulant me faire opérer, j'ai signé le devis et accepté ce box à 82 euros. »

L'opération et le séjour en salle de repos se déroulent bien. Ensuite il repart chez lui.

C'est quelques jours plus tard, à l'occasion d'échanges avec certaines connaissances, « au ministère de la Santé et à l'Assurance maladie », que naît en lui la conviction, partagée par ses interlocuteurs, que la clinique Monceau exagère et ne devrait pas facturer ce passage en salle de repos. Il décide de faire un signalement à la DGCCRF. Dans celui-ci, que nous avons pu consulter, il développe son argumentaire en ces termes : « Ce qui m'est facturé est en réalité la prestation de base, incluse dans l'hospitalisation. Cette prestation fait partie du soin, et elle est remboursée par l'Assurance maladie à la clinique. »

On pourrait lui objecter que, dans le privé, le prestataire a le droit de fixer ses prix, mais Alain-Michel Ceretti rétorque, en citant le droit : « Certaines cliniques proposent effectivement des prestations supplémentaires facturables, mais seulement sur demande. On parle alors de prestations pour exigence particulière, prévue à l'article R. 162-27 du Code de la Sécurité sociale. À la clinique Monceau, on m'a obligé à choisir entre deux prestations payantes, ce qui me semble parfaitement anormal. On peut estimer que cette facturation de 82 euros pour une salle de repos commune est abusive. » Selon son signalement, l'ancien président de France Assos Santé souhaite « s'assurer que la clinique internationale du Parc-Monceau cesse ses agissements en piégeant les usagers ».

Contactée pour fournir une explication sur cette pratique, la directrice de la clinique Monceau, qui appartient au groupe Almaviva, Myriam Budan de Russé, nous répond : « Lorsqu'une personne est hospitalisée en ambulatoire, elle peut être soit en chambre seule, soit en box collectif. Elle paye obligatoirement la participation forfaitaire par séjour de 24 euros. Ce montant correspond à la participation de l'assuré social (PAS) qui existe dans tous les établissements, publics et privés. » Et poursuit : « Le socle de base est le box collectif, incluant la PAS, puis chaque établissement propose une hôtellerie optionnelle. À la clinique internationale du Parc-Monceau, la personne a donc le choix entre une chambre seule, offre Sérénité, à 120 euros (qui comprend une trousse de courtoisie, wifi, télévision, accompagnant possible en pré et postopératoire, collation supérieure et boisson pour l'accompagnant) ou un forfait "confort ambulatoire" en box à 58 euros (qui comprend une trousse de courtoisie, collation supérieure, boissons chaudes à volonté)[1]. »

La clinique admet donc bien que le paiement du box, en salle de repos, est obligatoire, au motif qu'une « collation » est proposée. Un argument qui ne convainc pas l'ancien président de France Assos Santé : « Quand on entre dans un établissement le matin pour une prise en charge en ambulatoire, on est à jeun. Donc l'établissement a l'obligation,

1. Myriam Budan de Russé, entretien avec l'auteur, le 1er juin 2023, puis par e-mail.

ensuite, de nous fournir une collation. Pourquoi la faire payer ? Et en plus, je n'ai pas eu la "trousse de courtoisie", dont ils parlent. Je n'étais pas sur Air France en première classe... »

L'établissement fait-il payer au client ce qui lui est déjà versé par les pouvoirs publics ? L'enquête, en cours, le dira. La clinique Monceau affirme que non, et s'en défend. Dans cette affaire, le patient semble, lui, perdant, puisqu'il paie 54 euros une collation en salle de repos qu'il n'avait pas nécessairement à régler. Et sa mutuelle aussi, qui lui rembourse 40 euros... alors que la prestation pourrait être potentiellement indue.

Nous avons consulté Sylvie Guérin, experte des questions de facturations hospitalières à la Mutualité française, afin de recueillir son point de vue : « Si le patient n'a pas demandé de chambre individuelle, on ne peut pas lui en facturer une. En ambulatoire, la question de la facturation d'un box peut se poser mais dans ce cas également le patient doit donner son accord. Toute la question est de savoir si la clinique a donné suffisamment clairement l'information. Une instruction de 2015 de la Direction générale de l'organisation des soins détaille les conditions de facturation d'exigence particulière. Le patient est donc en droit de s'interroger sur le contenu de cette facturation du pack ambulatoire par cette clinique[1]. »

1. Entretien avec l'auteur, 1er septembre 2023.

Si, à titre individuel, le préjudice paraît modeste, il prend une autre ampleur, rapporté au nombre de patients. Dans une clinique de ce type, une cinquantaine de personnes viennent chaque jour se faire opérer en ambulatoire. On arrive à un montant loin d'être négligeable.

2

Gare à certains centres ophtalmos

Est-ce la mode cette année ? Des centres de santé ophtalmos pullulent. Avec affiches vantant des « tests de vue gratuits ». Derrière ces publicités parfois mensongères, il y a chez certains une vraie dérive, pilotée par des affairistes qui s'engouffrent dans les brèches de notre système de santé.

Le lanceur d'alerte sur le sujet s'appelle Thierry Bour, président du Syndicat national des ophtalmologues de France (Snof). Il me reçoit dans une jolie maison calme, située en plein 14e arrondissement, siège de son syndicat.

L'histoire prête presque à sourire quand Thierry Bour la raconte. « On a été alertés à partir de 2017 par certains clients qui nous faisaient remonter les informations suivantes : "C'est bizarre, on rentre dans certains centres de santé ophtalmos pour une infection oculaire, et on en ressort avec des lunettes." Ou encore : "On nous demande 100 à 200 euros pour un examen basique de l'œil[1]." » Le Dr Bour

1. Thierry Bour, entretien avec l'auteur, 22 mars 2003.

constate qu'au départ, personne n'a tiqué sur ces centres polyvalents aux vitrines rutilantes. À Paris, deux centres ont été ouverts et ont attiré le public. Puis les offres se sont multipliées en province, à Lyon, Lille, Bordeaux, Montpellier. Avec locaux flambant neufs, machines high-tech, publicités tapageuses.

Inquiet, Thierry Bour en parle à l'Assurance maladie, qui, au départ, ne croit pas à un problème quelconque. Les ophtalmologistes libéraux ne mèneraient-ils pas un combat corporatiste contre les centres de santé, soupçonnés de prendre une partie de leur clientèle ? se demande-t-elle. En réalité, l'affaire est sérieuse. « Fin 2019, le statisticien de l'Assurance maladie m'a dit, après avoir examiné de près les demandes de remboursements provenant de certains de ces centres : “Oui, il s'y passe des trucs bizarres...” Avant de constater, en 2020, une industrialisation de la surfacturation. »

Les calculs du Syndicat national des ophtalmologistes de France font dire à son président qu'« au total, ces arnaques ont représenté 150 millions de surfacturation, demandés de façon indue à l'Assurance maladie ». Dont 39 millions d'euros en 2020 et 60 en 2021.

Quelles pratiques illicites sont pointées ? Par exemple, la généralisation à quasiment tous leurs clients des « bilans orthoptiques » – c'est-à-dire la surveillance des mouvements de l'œil – alors que ces examens ne doivent être faits que dans des cas précis. Et cet examen censé durer vingt minutes...

est expédié en une minute. De démultiplier l'examen de la vision des couleurs, ce qui n'a aucun sens. « Ce trouble n'affecte qu'un homme sur 10, et une femme sur 10 000 », précise Thierry Bour. Quant à l'examen OCT (tomographie par cohérence optique), facturé à chaque fois 57 euros à la Sécu, il donnerait lieu à de multiples faux. « Les réunions avec l'Assurance maladie ont montré qu'un acte sur trois pratiqués dans ces types de centres de santé ophtalmos, était fictif », s'effare le responsable du syndicat. Quant au patient, financièrement, il ne se rend compte de rien... puisque tout est facturé en tiers payant. Seule l'Assurance maladie est lésée.

D'un point de vue médical, les doutes ne manquent pas non plus. Les patients qui pensaient avoir affaire à un ophtalmo sont, en sortant, dubitatifs. « Certains se sont étonnés de constater que le médecin qui les soignait était un homme alors que sur l'ordonnance apparaissait la signature d'une femme », précise le président du Snof. Quant aux ophtalmos, ils semblaient interchangeables, voire invisibles. « Le modèle économique de ces centres déviants, c'est de cibler des gens qui n'ont pas de pathologie, entre 20 et 30 ans. De leur en trouver une, même si elle n'existe pas, et de facturer ces actes fictifs à la Sécu », s'emporte Thierry Bour.

Parmi les mis en cause figure des centres du groupe Alliance Vision. Dans le dossier d'instruction le concernant, sept personnes ont été mises en examen le 22 juin 2023[1] par une juge d'instruction, pour « escroquerie en bande organisée, blanchiment, exercice illégal de la médecine », explique-t-on au parquet du TGI de Paris. De son côté, le 21 juillet 2023, l'Assurance maladie a annoncé le déconventionnement de treize centres de santé de cette entreprise, implantée dans neuf régions. Contacté le 21 juillet, l'avocat d'Alliance Vision, Patrick Atlan, nous précise : « La direction d'Alliance Vision est présumée innocente. Attention à ne pas jeter la suspicion sur tous les centres. Il faut trouver une solution pour les préserver. »

La magistrate qui suit l'affaire a fait des découvertes étonnantes. Les enquêteurs soupçonnent par exemple des flux financiers vers le Moyen-Orient.

Comment cela a-t-il été possible ? Des affairistes se sont glissés dans les failles du système depuis une disposition de la loi de 2008 portée par la ministre de la Santé de l'époque, Roselyne Bachelot, partant d'une idée généreuse : élargir l'offre de soins à une plus grande part de la population, qui attendait souvent six mois pour obtenir un rendez-vous ophtalmo en libéral. Alors que la plupart des centres de santé gérés par les municipalités ou les mutuelles ne posent pas de problème, des petits malins ont profité du fait qu'on pouvait ouvrir un établissement avec un simple statut d'association, sans présentation des diplômes

1. « Dérives des centres de santé, l'étau se resserre », *Le Point*, 9 juillet 2023.

des médecins employés aux autorités administratives, pour s'engouffrer dans la brèche. Tandis que les pouvoirs publics voulaient lutter contre les déserts médicaux, toutes les précautions n'avaient visiblement pas été prises. Il a pourtant fallu attendre… 2022 pour qu'un article, introduit dans le Programme national de loi de financement de la Sécurité sociale, muscle les conditions d'agrément. Et une proposition de loi portée par la parlementaire macroniste Fadila Khattabi, votée le 10 mai au Sénat, pour que de nouveaux moyens soient donnés aux pouvoirs publics afin de débusquer les éventuels escrocs. Depuis, avant toute ouverture d'un centre, il faut exposer clairement les liens financiers qui existent entre les sociétés qu'il accueille et présenter les diplômes médicaux des employés aux agences régionales de santé. Soit le B.A-BA. Mieux vaut tard que jamais.

Pour le grand public, une question toute simple se pose : comment savoir si un centre est potentiellement dangereux ou pas ? Fadila Khattabi décrit les signes qui doivent alerter : « Les noms des médecins, ophtalmos qui travaillent dans ces centres doivent être affichés dans les locaux et sur le site internet. Si ce n'est pas le cas, méfiez-vous. Le port d'un badge nominatif indiquant sa fonction est aussi impératif. » Et sur le plan financier, les « demandes de paiement anticipé intégral sont illégales »[1].

1. Fadila Khattabi a été nommée le 21 juillet 2023 ministre déléguée en charge des Personnes handicapées. Entretien avec l'auteur le 21 juin 2023.

*

D'autres centres de santé sont dans le viseur des enquêteurs. Les établissements dentaires Dentexia ont été les premiers à défrayer la chronique, avant leur mise en liquidation en 2015. De multiples plaintes avaient été déposées par des patients « charcutés » par de mauvais dentistes et privés de remboursement alors qu'ils avaient dû avancer certains frais. Une information judiciaire a été ouverte le 19 juillet 2016. Le président fondateur de Dentexia, Pascal Steichen, qui bénéficie de la présomption d'innocence, a été mis en examen pour « tromperie aggravée » en 2018, mais aussi pour « escroquerie en bande organisée », « complicité de violences volontaires ayant entraîné une mutilation et/ou une infirmité permanente ». Contactée, son avocate, Me Lanta de Bérard, nous a affirmé que son « client ne souhaite pas s'exprimer à ce stade ». Et d'ajouter : « Il s'agit d'un dossier complexe, sur le plan financier et celui de la santé publique.[1] »

De nombreux témoignages parus dans la presse illustrent le calvaire des victimes. Christine Teilhol a vécu un calvaire en se faisant soigner au centre Dentexia de Chalon-sur-Saône, en 2014. « Mon dentiste, en ville, m'avait dit que je devais me faire poser dix implants. Mais selon son devis, cela coûtait 25 000 euros . Beaucoup trop cher pour moi. Je suis alors allée voir le centre Dentexia qui était moins

1. Entretien avec l'auteur le 19 juillet 2023.

cher. Leur devis était de 14 000 euros. J'ai accepté, et ils demandaient un paiement intégral à l'avance ». Christine Teilhol va alors vivre une grave épreuve. « Le dentiste me disait : "on va vous poser les dix implants en une seule fois". Je faisais confiance, je n'aurais pas dû. Mon mari, qui était dans le couloir, m'entendait hurler, et disait à la secrétaire : "Mais que se passe-t-il ?" et celle-ci lui répondait : "Ne vous inquiétez pas c'est normal, ça fait toujours un peu mal."[1] » Christine Teilhol en ressortira mutilée. De nombreuses expertises ont eu lieu. Elle espère qu'un procès se tiendra prochainement. Elle préside l'association La dent bleue qui regroupe de nombreuses victimes. En tout, 1 551 plaintes ont été enregistrées au TGI de Paris.

Les victimes attendent avec impatience un procès – qui tarde à venir – et espèrent pouvoir toucher des indemnisations à la hauteur de leurs préjudices.

*

La Cosem (Coordination des œuvres sociales et médicales) est elle aussi dans le collimateur depuis que Géraldine Hallot, journaliste à la cellule d'investigation de Radio France, et *Le Monde*, le 20 avril 2023, ont fait état de soupçons sur sa gestion. Une enquête préliminaire a été ouverte par le parquet de Paris le 9 mai 2023, confiée à la brigade de répression de la délinquance économique. Que reproche-t-on

1. Entretien avec l'auteur, 28 juin 2023.

à cette association qui gère une quinzaine de centres de santé en France ? Les enquêteurs travaillent sur de possibles emplois fictifs, des frais mirobolants – l'achat d'une Jaguar, notamment – et l'utilisation indue du patrimoine immobilier de l'association à hauteur de 28 millions d'euros. Des signalements ont par ailleurs été adressés au parquet de Paris par des salariés et par l'Assurance maladie, le 20 avril 2023, sur des soupçons d'enrichissement aux dépens de la Sécurité sociale.

Questionnée sur la façon dont elle a pu traiter cette affaire hors norme, Géraldine Hallot s'avoue « étonnée que ce type d'affaire soit encore possible, alors qu'il s'agit de fonds publics, qui doivent normalement être contrôlés, en particulier dans le domaine du soin ». De fait, on parle d'un détournement présumé de plusieurs millions d'euros, ce qui n'est pas rien. Elle ajoute : « Au moins, à partir du moment où j'ai obtenu des informations solides de source syndicale, j'ai constaté que les pouvoirs publics, notamment l'Assurance maladie et l'agence régionale de santé [ARS] d'Île-de-France, réagissaient vite puisqu'elles ont alerté très rapidement les différentes administrations concernées[1]. »

Le logo rouge et bleu brille de façon assez tape-à-l'œil dans une rue chic du 8e arrondissement à côté de l'église Saint-Augustin, à Paris. C'est l'un des centres de santé de la Cosem. Dont le comité

1. Géraldine Hallot, entretien avec l'auteur, 11 mai 2023.

social d'entreprise a eu la surprise, en consultant ses comptes annuels, de découvrir des choses étonnantes.

La Caisse primaire d'assurance maladie a signalé ces faits au parquet de Paris le 7 avril. Des signalements ont été envoyés, eux, aux agences régionales de santé et au Trésor. Contacté, l'avocat de la Cosem, Me Patrick Atlan, nous répond le 21 juillet 2023 : « La direction de la Cosem est présumée innocente. Une procédure de restabilisation financière a été lancée. La Cosem dispose toujours d'actifs immobiliers. »

*

Le plus étonnant, c'est que, jusqu'à présent, les centres Cosem avaient plutôt bonne réputation. Ils étaient même appréciés des patients pour leur amplitude horaire, leur réactivité, et la possibilité de s'y faire renouveler rapidement une ordonnance. Présentées comme des associations à but non lucratif, elles inspiraient confiance. S'agissait-il d'une façade rassurante ? Les dérives évoquées sont-elles le fait de quelques personnes mal intentionnées seulement ? Toujours est-il que les enquêteurs soupçonnent des manœuvres d'enrichissement frauduleuses, et que la succession de dérapages pointés atteste la présence d'affairistes dans le secteur des centres de santé. Au détriment des usagers et de l'Assurance maladie.

Le gouvernement affirme qu'il veut prendre le problème à bras-le-corps. Il serait temps. Le ministre des Comptes publics à l'époque, Gabriel Attal[1], a annoncé, dans *Le Parisien* du 29 mai 2023, qu'il allait « renforcer les sanctions contre les fraudes sociales ». Dont celles de santé : « La fraude aux prestations de santé est la deuxième en termes de montants, a-t-il déclaré. Je veux qu'on lève un tabou : dans 70 % des cas, la fraude est à l'initiative d'un professionnel de santé par surfacturation, ou facturation d'actes fictifs. » Selon lui, l'an passé, « l'Assurance maladie a détecté 300 millions de fraudes ». Ce qui l'a incité à fixer un objectif de 500 millions à atteindre dès 2024.

De belles paroles ? Un peu, oui, car ces annonces montrent surtout que les pouvoirs publics peinent à affronter la prolifération des fraudes. Les mesures, du reste, on les a déjà entendues. Quand Gabriel Attal indique que « nous allons pouvoir déconventionner, c'est-à-dire interdire le remboursement par l'Assurance maladie de tous les pourvoyeurs de soins qui fraudent – centres de santé, pharmaciens d'officine ou transporteurs sanitaires », il oublie de préciser que ces possibilités existent déjà depuis 2022. Il serait donc temps ! Vraie nouveauté, cela dit, la hausse des pénalités « à 300 % du montant de la fraude et à 400 % en cas de bande organisée ». Dont acte.

Quant aux moyens, la balle est envoyée dans le camp des Français eux-mêmes. Gabriel Attal annonce

1. Gabriel Attal a été nommé ministre de l'Éducation nationale et de la Jeunesse le 20 juillet 2023.

en effet une « innovation. Dès 2025, les Français soignés dans un centre dentaire ou ophtalmologique recevront par SMS la liste des soins facturés à l'Assurance maladie. S'ils identifient des incohérences, ils pourront les signaler ». Relancé par les journalistes du *Parisien* qui lui demandent s'il est « normal de renvoyer la responsabilité du contrôle au patient », le ministre rétorque que « ce sera toujours la Sécurité sociale qui contrôlera. Mais ces signalements lui permettront de cibler les professionnels ou les centres de santé qui posent problème ».

Gabriel Attal a mis en avant un autre sujet : la hausse des arrêts de travail indus. « Au cours du précédent quinquennat, leur montant a été évalué à 30 millions d'euros, dit-il ce jour-là. Cette fraude coûte sans doute beaucoup plus, et une évaluation est en cours. Sans attendre, nous lançons un plan national de contrôle pour repérer les fausses déclarations. Seront ciblés les professionnels prescrivant un nombre d'arrêts très élevés par rapport à la moyenne, et les faux arrêts vendus pour quelques dizaines d'euros sur les réseaux sociaux comme Snapchat. Il y aura aussi un ciblage sur les “arrêts du lundi” lorsqu'ils sont répétitifs[1]. »

Le ministre évoque par ailleurs les fraudes à la carte Vitale. « Depuis cinq ans, nous avons désactivé 2,3 millions de cartes Vitale en surnombre. L'enjeu, désormais, ce sont les cartes Vitale utilisées pour

1. Pauline Théveniaud, Vincent Vérier, « On va renforcer les sanctions. Le plan de Gabriel Attal contre les fraudes sociales », *Le Parisien*, 29 mai 2023.

du tourisme médical illégal. Des personnes venant en France et utilisant la carte Vitale de quelqu'un d'autre pour des soins. »

De fait, les dossiers sur les escroqueries à la santé ont le vent en poupe. La Cour des comptes, dans un rapport de mai 2023, les pointait sans ménagement et taclait le manque d'ambition dans la lutte contre les escroqueries aux prestations sociales. « Depuis 2020, la lutte contre les fraudes aux prestations a été relancée, indique le document. Malgré les progrès intervenus, à confirmer, le nécessaire changement d'échelle des actions reste en grande partie à réaliser. » Selon la Cour, seulement « 1,7 % à 2,2 % » des fraudes et des fautes des médecins généralistes sont détectées, pour un montant estimé au total « de 185 à 215 millions d'euros par an ». Le résultat est un peu meilleur – de 8,8 % à 10,8 % – pour le taux des fraudes détecté chez les pharmaciens indélicats – avec un coût pour l'Assurance maladie estimé entre 91 et 105 millions d'euros. Les « transports de patients » entraînent quant à eux des préjudices estimés « entre 145 et 177 millions d'euros », avec un taux d'élucidation compris seulement entre « 4,8 % et 6,9 % ». Il y a loin de la coupe aux lèvres !

Comment expliquer ces résultats aussi faibles, cette étonnante mansuétude, même ? La Cour des comptes écrit que « le manque de rigueur dans les modalités de règlement des actes, séjours, et prestations facturés par les professionnels de santé conduit à "une perte" pour l'Assurance maladie estimée à 3,4 milliards d'euros pour 2022 ». « Pendant longtemps, l'Assurance maladie n'a vraiment pas fait grand-chose pour traquer ceux qui la pillaient », estime un bon connaisseur du ministère de la Santé. La faute, en partie, à une « appli » hors d'âge. « Pour régler les professionnels et établissements en tiers payant, l'Assurance maladie utilise une application informatique ancienne dont le paramétrage ne bloque qu'une part très limitée des factures qui contreviennent aux interdictions de cumul ou d'association de certains actes médicaux ou paramédicaux fixées par les nomenclatures tarifaires », écrit de son côté la Cour des comptes.

On comprend mieux pourquoi les faussaires passent à travers les mailles du filet. L'Assurance maladie estime que son nouveau programme Météor permettra de résoudre ces problèmes. Nous voilà rassurés... Enfin, pas tant que cela.

3

Lucien, mon fils handicapé, tellement aidé par sa famille et ses éducs

C'est un concentré d'énergie. Mon fils Lucien est né en septembre 2000 avec une lésion cérébrale, qui s'avérera être l'une des conséquences d'un gène défaillant. Sa naissance et celle de son faux jumeau Mattéo sont l'exemple le plus saisissant des situations extrêmes que la vie peut produire. Ce jour-là, et les semaines qui ont suivi, nous avons été ballottés, Sophie et moi, entre l'immense joie de faire la connaissance de nos deux admirables fils et la terrible inquiétude de savoir si ce petit Piotr – son deuxième prénom – allait réussir à s'accrocher et à prendre sa place dans le monde.

Heureusement, nos familles nous ont entourés d'un soutien indéfectible et d'une confiance totale. Heureusement, Mattéo nous a d'emblée insufflé une grande force par son calme et la beauté tranquille de son merveilleux regard. Dès qu'il a posé ses yeux pleins d'amour sur nous, nous n'avons eu qu'à nous accrocher à ces billes d'azur pour reprendre des forces et partir au combat. Combat qu'il nous fallut aussi livrer, les premiers mois, contre l'institution hospitalière.

*

Lucien a été transféré en néonatalogie à l'hôpital Trousseau dès sa naissance. Et si nous sommes convaincus que la célérité des soins apportés à ce moment-là lui a sauvé la vie, il nous semble aussi, aujourd'hui, avec le recul, que des erreurs de diagnostic, et donc de prise en charge, assez graves ont été commises. Les difficultés actuelles de notre fils ne sont pas la conséquence de ces erreurs. Ça, c'est l'affaire du DYRK1A, le syndrome génétique dont il souffre. En revanche, durant les quatre premiers mois de sa vie, personne n'a envisagé d'examen d'imagerie de son cerveau. Alors qu'il présentait des signes relativement évidents d'atteinte neurologique, les gestes médicaux malheureux et brutaux se sont succédé parce qu'aucun membre de l'équipe soignante ne percevait ni ne connaissait la réalité de son état. Il est certain que l'hôpital n'a pas éclairé de son brillant savoir le berceau dans lequel notre fils se battait pour exister. Pour autant, il serait malhonnête de ne pas rappeler que dans ce service, de grands prématurés (ce qui n'était pas le cas de notre fils) étaient couvés et pouponnés avec un dévouement palpable afin d'accroître chaque jour leurs chances de grandir.

Mois après mois, nous avons consulté, nous avons écouté, nous avons montré notre fils à un grand nombre de médecins, pédiatres, en ville comme à l'hôpital... sans comprendre. Car nous ne savions pas encore que c'était dans son cerveau que se situait la « panne ». C'est quand il a eu 4 mois que nous avons compris le bug : il n'arrivait pas à téter et souffrait d'un reflux gastro-œsophagien aigu. Qu'à cela ne tienne, Sophie l'a nourri à la cuiller, nous l'avons aidé avec un traitement *ad hoc* et installé en position assise pour qu'il dorme. Ma belle-mère Annick a même conçu et cousu une culotte attachée par des bretelles au matelas, redressé à 45 degrés, pour l'y aider.

C'est dans ce contexte que notre fils s'est ouvert à la vie. Manger était désormais un vrai plaisir et nous avons assisté, ravis, à l'éclosion de ce petit être pâle. Évidemment, un doute latent persistait. Mattéo, son aîné de quelques minutes, franchissait avec une aisance déconcertante toutes les étapes du développement neuromoteur, quand lui semblait un peu engoncé dans son petit corps rigide. Le jeu de dominos des rendez-vous médicaux finit par nous conduire dans le cabinet de Mme Amiel-Tison à Trousseau.

Après avoir requis une IRM cérébrale, quelques jours plus tard, elle nous a donné rendez-vous. Je me souviendrai toute ma vie de l'instant, du lieu, de l'interne qui l'assistait lors de cette consultation. Et des gestes qu'elle a eus. Déjà assez âgée à l'époque, blanche de la tête aux pieds, entre le nuage de ses cheveux, son visage pâle, ses grands yeux doux et sa longue blouse, elle s'est dirigée vers une grande table carrée assez haute recouverte d'une épaisse couverture claire, qui semblait très douce, sur laquelle elle allongea Lucien, nu avec sa petite couche bleue. Au-dessus de cette table et des têtes des deux médecins, un grand mobile coloré lui permettait de vérifier si l'enfant suivait les mouvements du regard quand elle le faisait bouger. Doucement, elle a pris notre fils dans ses grandes mains fines, s'est mise à le manipuler, lui faisant faire d'étonnantes petites pirouettes avec beaucoup d'aisance, de tranquillité, mais aussi une grande concentration. Puis elle nous a conduits au tableau mural où les images de l'IRM étaient fixées. Là, nous avons découvert le cerveau de Lucien. Qui ressemblait à un fruit coupé en deux, en noir et blanc. Et la petite zone entre le noyau et l'écorce, qu'elle a désignée du doigt, une zone où une matière était abîmée à jamais, avec une sorte de substance blanche. Doucement, elle a dit que d'autres zones étaient touchées : le tronc cérébral, le chiasma optique... Je me rappellerai à jamais de la phrase qu'elle a prononcée doucement mais clairement : « On est dans la neuro... »

Qu'est-ce qui a fait que, malgré la catastrophe que cette spécialiste était en train de nous annoncer, nous ne nous sommes pas évanouis ? Qu'est-ce qui a fait que nous sommes restés debout en écoutant ces mots, ces noms étranges que nous ignorions dix minutes auparavant ? Ma femme a toujours expliqué que, si nous n'avons jamais considéré Lucien comme une victime – et notre histoire, comme une injustice –, c'est parce que Mme Amiel-Tison a fait l'annonce des blessures cérébrales comme la promesse que tout se passerait bien malgré tout.

Tandis que cette dame toute blanche rhabillait notre fils, ma femme lui a posé la question qui me brûlait aussi les lèvres : « Que pensez-vous de lui ? » Et elle de répondre : « Mais j'en pense le plus grand bien. » Elle a ensuite longuement discuté avec nous, nous transmettant la conviction que ça n'allait pas être simple mais que Lucien ferait son miel de toute notre aide. En une heure et demie, elle a donné toute sa tonalité à la vie que notre famille allait mener avec lui. Une vie qui ne coulait pas de source mais formidablement ardente.

*

C'est elle qui nous a introduits dans ce qui allait devenir le deuxième pilier de la prise en charge de Lucien, le monde des associations. Avec le type de lésions dont notre fils souffrait, le diagnostic posé était celui d'une infirmité motrice cérébrale, IMC dans le jargon. Afin de commencer au plus vite à l'aider, elle nous orienta sur l'Apetreimc (l'Association pour l'éducation thérapeutique et la réadaptation des enfants infirmes moteurs cérébraux), réseau qui, par un miracle absolu, gérait une halte-garderie mixte – entendez un lieu accueillant des enfants valides et invalides – à quelques rues de chez nous, entre la porte de Clignancourt et celle de Saint-Ouen[1].

1. Nous habitions le quartier « Mairie du 18e », un vrai Paris-village, avec son marché et la butte Montmartre à côté.

Là, nous fîmes la connaissance d'un monsieur merveilleux qui fut le rééducateur neuromoteur de Lucien, Alain Chuen. La crèche, baptisée Ramdam, était un endroit inédit à plusieurs titres. D'abord, il s'agissait du premier lieu où les difficultés de Lucien paraissaient relever de la normalité. Ensuite, c'était un endroit où Sophie et moi pouvions déposer Mattéo *et* Lucien. Ce fut même le seul établissement de garde qu'ils partagèrent durant toute leur vie. Ce qui m'incite à ouvrir une parenthèse pour exprimer mon étonnement quant à la rareté d'une telle mixité dans les structures de garde des tout-petits. Or, c'est ici que se jouent l'annulation des marges et l'intégration instinctive de la diversité des comportements. C'est encore le premier endroit où nous avons rencontré des parents qui, comme nous, vivaient la découverte du handicap d'un enfant. Enfin nous croisions nos pairs ! Lucien put grandir, joyeux, entouré, confiant. Et Mattéo, joyeux, entouré, résilient.

Qu'on m'autorise une digression pour décrire en quoi le système français est assez unique. Des associations comparables à l'Apetreimc, il en existe de très nombreuses chez nous, qui couvrent un spectre très large de pathologies. Fréquemment fondées par des proches de patients, elles comblent souvent, au moment de leur création, une carence des systèmes d'État, mais, sous réserve de professionnalisation et de respect du dépôt de statuts administratifs, peuvent être reconnues d'intérêt général et intégrer le grand corps médico-social déployé sur tout le territoire. C'est-à-dire, en gros, être financées par l'Assurance maladie. Sans cette « institution jumelle », la prise en charge de malades, de personnes handicapées ou dépendantes ne serait plus en France qu'un souvenir.

Parallèlement à Ramdam, le suivi médical de Lucien s'est poursuivi, tant bien que mal, à l'hôpital. Necker, en l'occurrence. Nouveau coup dur, l'épilepsie a fait son apparition dans nos vies peu après son premier anniversaire. Avec seulement quelques crises par an, heureusement. À Necker, Lucien était suivi par la neuropédiatre Isabelle Desguerre, excellent médecin, mais aux délais de rendez-vous surnaturels et aux salles d'attente si bondées qu'il fallait y patienter des heures. Mais, une fois la consultation terminée, nous ressentions une grande solitude et le sentiment d'être abandonnés en rase campagne.

À l'été 2006, Lucien allait très mal. Il nous était impossible de comprendre ce qu'il traversait et la vie semblait lui être de plus en plus douloureuse et difficile. Notre fils était-il en train de développer une pathologie psychiatrique ? Assistions-nous à l'apparition de symptômes autistiques ? L'hôpital Necker ne pouvait rien faire pour nous dans ce moment de grande détresse, la Dr Desguerre s'avérait injoignable, l'accueil téléphonique, saturé et les espoirs de rendez-vous, douchés.

Par chance, la maman de Sophie avait fait une grande partie de sa carrière dans le service du

Pr Lelord à Tours, dans un laboratoire de recherche électrophysiologique sur l'autisme, et y avait gardé de très bonnes relations avec l'équipe de médecins. Notamment avec le Pr Catherine Barthélemy, qui avait repris le flambeau après le départ à la retraite de Gilbert Lelord. Grâce à ces circonstances très particulières – et ce hasard chanceux –, cet été-là nous avons pu joindre quelqu'un en urgence et lui expliquer l'état d'isolement et de détresse dans lequel nous nous trouvions. Catherine nous invita à venir en consultation le plus rapidement possible. Après un électroencéphalogramme et une rencontre avec plusieurs médecins de son équipe – psychologue, psychomotricien, neuropédiatre –, elle nous expliqua que le traitement de Lucien contre l'épilepsie n'était pas efficace, qu'il fallait changer de protocole car notre garçon faisait de nombreuses petites crises, suffisamment mineures pour ne pas entraîner de pertes de conscience, mais assez importantes pour générer un grand mal-être. Par ailleurs, elle était formelle, Lucien ne développait pas un autisme de premier plan, mais souffrait d'un déficit intellectuel et cognitif imputable à ses lésions cérébrales. Il fallait donc, avant tout, lui offrir un « cadre ferme et rassurant » qui l'aiderait à surmonter ces difficultés. Le propos, exprimé avec douceur et empathie, se révéla un mantra précieux pour construire les années à venir.

Puisque Lucien ne parlait pas, présentait des difficultés de compréhension importantes, il ne pourrait entrer à l'école, mais aurait besoin d'une bonne structure pour sa prise en charge, son éveil, et pour que nous continuions, Sophie et moi, à mener nos vies professionnelles et personnelles respectives.

Après Ramdam, il a rejoint l'établissement médico-pédagogique Nollet de l'association Bernard-et-Philippe-Lafay dans le 17e arrondissement, là encore, par chance, assez proche de chez nous. Dans cette structure dirigée par la dynamique Nathalie Joliff, Lucien a fait des progrès de sociabilisation et a consolidé sa réputation de joyeux drille. Un minibus le ramenait à la maison, et une nounou le gardait jusqu'à 19 heures, heure à laquelle Sophie prenait le relais en revenant de son travail. Moi, je rentrais plus tard de mon journal, rarement avant 20 h 30.

L'EMP Nollet accueillait les enfants jusqu'à 15 ans. Même si nous savions que les prolongations d'accueil étaient courantes, et que Mme Joliff nous garantissait sincèrement le report d'échéance, il nous fallait néanmoins anticiper et trouver une autre structure pour la suite. À cause du nombre limité de places, nous avons commencé nos recherches quelque temps avant l'échéance. Les structures de prise en charge des enfants souffrant de handicap mental répondent à des agréments associés à des tranches d'âge pour garantir une circulation des jeunes accueillis et l'ouverture de places vacantes pour de nouveaux arrivants. C'est un principe vertueux qu'il faut absolument conserver même s'il génère, pour les parents et les proches de ces enfants, de grandes angoisses au moment de l'orientation. Nous le savions mais n'imaginions pas les difficultés qu'il faudrait affronter. Il nous fallut en effet envoyer des dizaines de lettres aux établissements, auxquelles ils répondaient par des formulaires types indiquant qu'il n'y avait pas de place. Tout d'un coup, Sophie et moi touchions du doigt la « détresse » de la prise en charge du handicap dont parlaient déjà parfois presse et télévision. Ni mes réseaux journalistiques, ni mes connaissances amicales n'y pouvaient quoi que ce soit. La faiblesse évidente des ressources accordées à la prise en charge du polyhandicap nous sautait au visage. Or, même si la récurrence des crises d'épilepsie de Lucien était faible, leur menace planait au-dessus de sa tête, et par conséquent au-dessus de nous, comme une épée de Damoclès. La prise de ses antiépileptiques Micropakine et Urbanyl devait toujours être ajustée. Alors, fatigués de Paris, de l'Île-de-France, de son manque de places, de la consultation de neurologie pédiatrique saturée à l'hôpital Necker, nous nous sommes résolus à envisager de mettre le cap pour de bon sur la Touraine !

Cette terre bénie des dieux où est née Sophie – c'est tout dire – est baignée d'une lumière incroyable en bord de Loire, une lumière qui illumine la pierre blanche du tufeau des maisons. L'ombre de Léonard de Vinci à Amboise, et d'Honoré de Balzac à Saché, y plane. Pour un littéraire comme moi et une amatrice d'histoire de l'art comme ma femme, cette terre était celle de nos affinités. Nous y venions souvent voir sa mère Annick, une femme exceptionnelle, à Joué-lès-Tours, ainsi que son frère Baptiste, alors jeune rebelle tout feu tout flamme, qui avait

17 ans quand nos fils sont nés et qui est depuis devenu un importateur, très respecté à Bruxelles, d'excellents vins bio, entrepreneur et fondateur avec des comparses de Titulus Pictus, vigneron à ses heures dans un domaine d'Azay-le-Rideau.

Comme Mattéo adorait aller à Tours, « son port d'attache », comme on y jouait au tennis, au golf, comme on allait volontiers visiter la demeure de Ronsard ou celle de Rabelais, que la vie y était restée joyeuse, nous avons donc pensé que la Touraine était LA solution. Peut-être y aurait-il une place dans l'institut médico-éducatif de Loches financé par l'Adapei[1] ? D'autant que le lieu, après une visite, nous avait paru accueillant, spacieux, au milieu de la nature...

Mais ce n'était pas si simple. Il s'agissait d'un déracinement tout de même. Étions-nous réellement prêts à quitter Paris et nos repères, même en adoptant le travail pendulaire en TGV ? Et pour Mattéo, comment cela se passerait-il ? Il y avait beaucoup d'inconnues.

Heureusement, nous avons trouvé une solution à Paris ! Un jour, alors que j'avais rendez-vous avec l'efficace assistante sociale de l'EMP Nollet, celle-ci m'apprit qu'une place se libérait à l'institut médico-éducatif (IME) Raphaël, un établissement pour jeunes polyhandicapés situé dans le quartier

1. Adapei : Association départementale des parents et amis de personnes handicapées mentales.

de Belleville. Sophie et moi, nous y sommes allés, pour voir. L'établissement laïc est géré par l'Œuvre de secours aux enfants (OSE), une œuvre formidable créée en octobre 1912 par des médecins juifs de Saint-Pétersbourg pour venir en aide aux familles de la communauté. L'œuvre a essaimé ensuite dans toute l'Europe, et s'est organisée pour lutter contre le nazisme. « En France, pendant la Seconde Guerre mondiale, l'OSE a mis en œuvre un réseau de sauvetage clandestin permettant de soustraire 2 500 enfants juifs à la déportation[1] », précise le site de l'association. Après la guerre, l'OSE s'est développée dans le médico-social et la santé tout en continuant à mener un travail de mémoire. En France, elle gère aujourd'hui 37 établissements, dont le grand centre de santé Elio-Habib du 12e, à Paris, ainsi que l'IME Raphaël, dans le 11e, qui accueille des jeunes polyhandicapés en internat ou en externat.

Le jour du premier rendez-vous, le directeur, un monsieur assez âgé très bienveillant, nous a mis dans l'ambiance : « Vous savez, ici, c'est un peu la petite Jérusalem. Les Juifs, les chrétiens, les Arabes, on est voisins, et on s'entend bien. » On était dans le bain, direct. Et c'est dans un fou rire que nous avons confondu le mot *cacherout* – les prescriptions alimentaires selon la tradition juive – et « casse-croûte ». Dans la salle commune de l'IME Raphaël, se croisaient de

1. Voir « L'OSE, une histoire centenaire », https://www.ose-france.org/je-decouvre/histoire/histoiredelose/

jeunes polyhandicapés et des éducs de toutes origines. « Black-blancs-beurs », comme on qualifiait alors les Bleus de Zidane, vainqueurs de la Coupe du monde de foot au Stade de France en 1998.

Lulu a fait sa vie à l'IME Raphaël à partir de janvier 2016. En vivant une autre révolution : entrer en internat de semaine. Lucien devait, le lundi matin, prendre un minibus qui venait le chercher au pied de notre immeuble et ne rentrait que le vendredi après-midi. Par le même moyen de transport, aux mains de l'unique et truculent Moustapha, personnage de fable attachant.

Ce nouveau cap fut aussi terrifiant qu'enthousiasmant. D'une part, car il fallait se séparer de notre fils, accorder notre confiance à d'autres adultes pour veiller sur son bien-être alors qu'il ne parlait pas et émaillait ses journées de multiples rituels indispensables à sa sérénité. D'autre part, car cela nous permettait, à Sophie et moi, de retrouver du temps, de refaire des choses « folles » : aller au restaurant de façon impromptue avec Mattéo ou décider sur un coup de tête de nous offrir un cinéma à 20 heures. Ce passage, cette révolution comme je l'ai écrit plus haut, a constitué une période décisive dans nos quatre vies... qui ne fut pas simple à vivre pour Lucien. Après quelques mois pendant lesquels il n'a rien laissé paraître, mais qui lui ont été nécessaires pour percevoir la pérennité du changement, notre fils a trouvé un moyen radical d'exprimer son désaccord : il a quasiment cessé de s'alimenter. Mais le psychiatre et la psychologue de l'IME ne nous ont pas laissés tomber. Au contraire. Avec eux et grâce à eux on a parlé, beaucoup, encore et encore et encore... Demandé à Lucien s'il ne s'y sentait pas bien. Si d'autres jeunes étaient agressifs. S'il comprenait qu'il avait vraiment changé de maison, était en internat et plus en externat, comme à Nollet. Lui se butait, poursuivait sa « grève de la faim ». Quelle dure période. Un désarroi renforcé quand, à l'occasion de quelques semaines passées à Tours, une femme médecin qui suivit notre fils à l'hôpital de Chinon évoqua une possibilité terrible : opérer Lulu et lui faire subir une gastrostomie, cet acte qui force à se nourrir par une poche externe sans avoir à passer par la bouche. En gros, le priver du rare plaisir qu'il avait découvert après plusieurs mois de vie : déguster. Le jour où elle a formulé cette option, nous avons été atterrés. Elle ne comprenait rien à Lucien mais s'apprêtait à le condamner à un avenir végétatif sans état d'âme !

Par miracle, au cours du même été, tout a fini par rentrer dans l'ordre : Lulu, rassuré de nous sentir autour de lui, a retrouvé l'appétit. En août, Sophie l'a regardé un jour dans les yeux et lui a dit : « Lucien, on a confiance en toi. En septembre tu vas retourner à l'IME Raphaël, on les a choisis, on a aussi confiance en eux pour s'occuper de toi. On est obligés de vivre un peu séparés maintenant, mais tu es grand, ça va bien se passer, on en est certains. C'est notre décision. » A-t-il compris à quel point c'était important pour nous ? En tout cas, il est reparti en gambadant vers le portail, a fait sa rentrée à l'IME en chipotant un peu sur les repas les premiers jours avant de retrouver son appétit et d'y passer ensuite cinq très bonnes années. Lucien avait compris que sa vie, désormais, se ferait de cette manière-là : en alternance entre sa famille et les professionnels du médico-social.

*

Le feuilleton de la recherche de place a recommencé en 2020 quand il a eu 20 ans. Nous avons de nouveau beaucoup cherché, même si l'IME Raphaël ne nous mettait pas la pression.

Je me souviendrai toujours de la bienveillance de son directeur, M. Krueger. Un homme calme, empathique, qui a dû aussi gérer, en première ligne, la crise du Covid pour ses résidents à partir de mars 2020. En quelques semaines, certains ont dû être rapatriés dans un autre centre, d'autres, comme Lucien, ont pu retourner chez leurs parents. Le personnel et l'ARS s'est montré très efficace. Le confinement s'est arrêté, le Covid a reculé, la vie a repris son cours. Et nous, nos recherches.

Un beau jour l'assistante sociale de l'IME Raphaël m'a dit : « M. Payet, un centre tout neuf va ouvrir dans quelques mois à Denfert-Rochereau. On l'a visité, c'est très bien. Certains de nos résidents y vont, ce serait bien pour Lucien. » Mais oui ! Nous voilà donc en visite à l'Œuvre d'avenir (ODA). Après les Juifs, les cathos ! Pas de souci, on est œcuméniques... et laïcs. Vive la République, vive la

France ! Et vive les œuvres religieuses qui jouent un rôle majeur dans la prise en charge du handicap, vérité importante à dire et souligner tant on ne parle pas assez d'elles !

L'ODA est née en 2012 d'un regroupement de diverses congrégations, notamment celle des sœurs aveugles de Saint-Vincent-de-Paul. Fondée en 1852 par Anne Bergunion[1], elle prend en charge depuis longtemps des malvoyants dans le quartier de l'ancien hôpital Saint-Vincent-de-Paul, à Paris. C'est sur le lieu même qu'a été construit et inauguré, en 2020, le nouveau grand bâtiment de l'établissement d'accueil médicalisé (EAM) Anne-Bergunion où va résider Lucien. Il accueille « 20 personnes malvoyantes et dépendantes, et 55 personnes en situation de polyhandicap, de 20 ans et plus ». Une réponse à la demande qui explose dans la capitale et en Île-de-France, tandis qu'il manque des places, comme l'ont prouvé notre expérience et celle de bien d'autres parents. Une super équipe de professionnels menée par M. Romain Bataille, directeur de la structure, nous accueille. Merci à eux, merci pour Lucien. Merci à l'ODA, merci à l'ARS qui le supervise, à l'Assurance maladie qui le finance, à la Ville de Paris qui est à leurs côtés.

Ce passage nous a paru moins difficile, il a en fait été plus symbolique que factuel. Lucien, habi-

1. Association Œuvre d'avenir, « Qui sommes-nous ? Historique », http://www.oeuvresdavenir.fr.

tué à l'internat, y est arrivé avec plusieurs autres jeunes de l'IME Raphaël, dont son « meilleur copain ». Un atout. Et comme l'intention première était d'accueillir une population plus jeune afin de permettre une meilleure mixité des générations au sein de l'établissement, les résidents aveugles ou malvoyants étant rentrés plusieurs dizaines d'années auparavant, cette diversité a fonctionné. Le déficit de structures d'accueil de personnes adultes souffrant de polyhandicap avait conduit le directeur et les responsables de l'ODA à envisager de se spécialiser dans ce deuxième type de prise en charge. À raison. Depuis, notre fils ne peut que s'en réjouir.

Lucien a l'incroyable talent de se faire aimer rapidement par les personnes qu'il côtoie et particulièrement les professionnels qui l'ont pris en charge tout au long de sa vie. Sa silhouette de brindille, son air mutin et sa franche bonne humeur lui confèrent une juvénilité aussi joyeuse qu'attachante. Il est lui-même très sentimental et capable de porter une affection débordante à celles et ceux qui s'occupent de lui. Avec des niveaux d'attachement variés. Il voue, par exemple, une grande amitié à l'éducateur-coordinateur de l'étage, Thierry. Et est également un fervent admirateur de Thérèse-Marie, l'une des auxiliaires de l'étage, ou de « Monsieur Jean », qui gère l'intendance logistique du bâtiment. Ces personnes, ainsi que les quelques « collègues » – comprendre « camarades » – avec lesquels il lui arrive d'interagir, constituent son « monde social » et sont nécessaires au bon équilibre de son psychisme. D'autant que ce modèle de vie est celui qu'il va devoir adopter pour toujours.

Dans cette perspective, constater que l'équipe éducative a parfaitement saisi l'amour de Lucien pour les albums de Tintin ou les livres sur les trains et l'accompagne, individuellement, un mercredi après-midi sur deux à la bibliothèque du quartier, est un vrai soulagement. Recevoir les vidéos de ses balades à « vélo adapté » avec quelques-uns de ses copains et copines jusqu'à l'esplanade des Invalides ou aux Arènes de Lutèce, ou contempler sa bouille réjouie sur les photos des barbecues organisés dans le jardin de l'EAM les vendredis d'été, nous permet de garder la conviction que cette vie encadrée, protégée, balisée et, osons le mot, « assistée » lui convient. Évidemment, tout n'est pas rose, il arrive que certaines décisions, certains comportements dans la gestion quotidienne de notre fils ne nous satisfassent pas. Néanmoins, il est important de préciser, et j'en profite ici pour le dire très clairement, que notre besoin d'explications ou de discussions a toujours été entendu et satisfait lorsqu'elles étaient nécessaires. Cet établissement veille à maintenir avec les proches ou parents de ses résidents une qualité de dialogue qui mérite d'être saluée.

Il est aussi important de rappeler que la vie « assistée » de Lucien ne nous coûte rien. Notre garçon ayant été évalué invalide à 80 % et plus par la MDPH (Maison des personnes handicapées) depuis des années, il perçoit à ce titre une AAH (Allocation d'adulte handicapé) qui vient couvrir les frais de sa prise en charge. Celle-ci est complétée par l'obtention de l'APL (Allocation pour le logement) qui couvre ses frais d'hébergement. Mineur, il percevait une autre allocation, l'AEEH (Allocation d'éducation d'enfant handicapé) qui venait, également, couvrir les dépenses. Merci le système français !

Merci au système qui permet de ne pas avoir, la plupart du temps, à se poser la question du financement. La charge mentale des parents, qui plus est d'enfant(s) handicapé(s), étant écrasante, voire dangereuse, elle serait pire sans ce soutien financier.

C'est également le cas pour les soins et la prise en charge médicale. Combien Lucien a-t-il subi de ponctions lombaires, combien d'électroencéphalogrammes, combien de rendez-vous avec des spécialistes sans que nous ayons à nous inquiéter du montant de ces actes ? Combien de fois n'avons-nous eu qu'à présenter la carte verte magique qu'est la carte Vitale avant de rentrer chez nous, concentrant nos forces sur son rétablissement ? Il en va de même pour la recherche médicale universitaire.

Depuis 2017, nous avons rapatrié le dossier médical de notre fils. De Tours, il a été de nouveau suivi à Paris. Dans les vieux murs du CHU Trousseau, Thierry Billette s'est occupé de notre fils. Quel soulagement de pouvoir y discuter avec lui, dans les murs mêmes où les premiers mois de la vie de notre fils avaient été si durs, de voir le professeur le regarder avec affection, d'être autorisés à lui faire regarder sur nos smartphones des vidéos de *Schrek*, *Tintin*, *Buzz l'éclair*, pour l'aider à patienter pendant les entretiens. Merci Hergé, Merci Dreamworks®, merci à ces films pour enfants : vous aussi, vous nous avez sauvé la vie !

En 2020, l'équipe de génétique de l'hôpital Trousseau, après presque vingt ans d'investigation sur notre enfant au sein de l'AP-HP (assistance publique-hôpitaux de Paris), a enfin identifié la modification du gène DYRK1A l'affectant et pu démontrer le lien entre la micro-délétion de ce chromosome et l'ensemble de ses symptômes. Un syndrome très rare. Tout comme Lucien, assez unique en son genre ! Pour ma femme et moi, cette annonce a été bouleversante. D'abord parce que je crois pouvoir dire que nous nous étions, inconsciemment, faits à l'idée que nous ne saurions jamais vraiment de quoi notre fils souffrait. Comme beaucoup d'autres liées à son handicap, nous avions rangé cette désillusion dans le tiroir des choses non prioritaires. Ensuite, parce que ce diagnostic venait compléter son identité. Lors des présentations de Lucien à de nouveaux médecins ou de nouveaux professionnels du monde médico-social, nous devions perpétuellement dresser la liste de ses difficultés cognitives ou physiologiques ; désormais, nous n'aurions plus qu'à donner son pseudonyme d'espion moldave : Lucien est un DYRK1A. Savoir que notre garçon appartenait à une communauté de patients a été un soulagement. Nous comprenions dorénavant que ses problèmes étaient dus à ce gène. Nous avions enfin une explication rationnelle à ce qu'il s'était passé. L'autre bonne nouvelle apportée par ce diagnostic a été la confirmation que ni Sophie, ni Mattéo, ni moi n'étions porteurs. Cela a écarté, *de facto*, toute menace de dépistage sur la descendance de ce dernier s'il souhaite un jour avoir des enfants.

Que s'est-il passé exactement alors ? Comment apparaissent, *de novo*, ces maladies rares dans un arbre généalogique ? Il s'agit du mystère du hasard de la vie. Dans les premiers jours de vie embryonnaire, l'amas cellulaire qui s'appellera plusieurs mois plus tard Lucien a probablement connu un incident, de quelque nature que ce soit, chimique, électrique... Un micro-incident : le fil qui retient le bouton se rompt, le filament de l'ampoule finit par céder sous la combustion, le papier au contact de la traînée d'eau sur la table se déchire... Ici, l'incident a créé une anomalie moléculaire qui est venue fixer une « cicatrice » sur le gène de Lucien, une micro-délétion de son DYRK1A, qui ensuite a « généré » des anomalies dans le développement des parties anatomiques où ce gène intervient en faible ou forte proportion.

*

Tout le parcours de soins de Lucien – et j'en ai fait ici un simple résumé – ainsi que sa prise en charge médico-sociale plaident pour la force du système français. Dans une organisation à l'américaine, jamais nous n'aurions pu payer les soins médicaux de ses multiples hospitalisations quand il était petit. Et, actuellement, nous serions en détresse pour financer son accueil dans un établissement, à moins que celui-ci ne le reçoive quasiment gratuitement. Il m'est donc très difficile, voire impossible, d'imaginer quelle serait notre situation si ce système venait à s'écrouler. Sans lui, notre fils ne serait probablement plus là. Et s'il venait à disparaître, Lucien lui survivrait-il ? Tous ces Français atteints de pathologies graves ou incurables, que deviendraient-ils sans son efficience ?

Quand je repense à ce que nous avons vécu, je ne peux m'empêcher de constater, aussi, que notre bonne étoile nous a sauvé la mise à plusieurs reprises, malgré le drame qui nous tombait dessus. Pour commencer, nous étions parisiens. Or, il est bien plus facile d'avoir des rendez-vous dans la capitale, même si à un moment il nous a fallu nous rendre en Touraine. Ensuite, je suis journaliste et, on ne va pas se mentir, j'ai des réseaux, même si cela ne fait pas tout. J'ai aussi la chance d'avoir une femme exceptionnelle, incroyable battante à l'énergie joyeuse et communicative. Et nous avons eu la fierté de voir grandir Mattéo, garçon qui a toujours su faire preuve de tact, de générosité et de maturité face à la situation qui lui était imposée. Son excellent parcours scolaire puis universitaire comme sa fidélité à son groupe de copains rencontrés en maternelle nourrissent mon admiration. Il est de ces individus qui réussissent quasiment tout ce qu'ils entreprennent, mais il est aussi d'une grande gentillesse et d'une sensibilité impressionnante.

Grâce à eux deux, à ma famille, à l'éducation que j'ai reçue – mes parents formaient un couple très uni et très joyeux en dépit de la sclérose en plaques dont a souffert mon père dès ses 30 ans –, j'ai toujours réussi à vivre cette vie – et je souhaite que cela continue – en en extrayant les choses drôles ou loufoques. Ma mère, Marie-Noëlle, et mon père, Jean, m'ont transmis leur formidable énergie et leur optimisme. Je ne saurai jamais si c'est parce que je suis journaliste que je vois toujours le détail insignifiant aux yeux des autres qui me donnera envie de rebaptiser tel professeur de médecine et de faire rire Sophie alors qu'on attend les résultats d'une IRM, ou si c'est cette curiosité pour le détail saillant qui m'a conduit à choisir cette carrière.

*

Une carrière où – hasard ou destin ? – j'ai pu découvrir l'autre versant du milieu qu'avec Lucien, nous devions fréquenter sans cesse. Si bien que, parfois, j'ai été confronté à un dilemme : devais-je aborder le monde du handicap dans mes papiers, ou plutôt le garder pour moi ? Ce n'était pas évident. D'abord parce que j'étais concerné au premier chef. Certes, je me blindais, mais ce n'était pas facile. Et en même temps, je ne supportais pas les réflexions de certains confrères qui n'associaient le monde du handicap qu'au drame et à l'exclusion sociale, sans en comprendre le côté dynamique et potentiellement joyeux. Comme j'avais de plus en plus mal à m'intéresser aux appels d'attachées de presse me vantant les mérites de tel bouquin d'un diététicien ou ceux de telle étude médicale tant, inconsciemment, je les trouvais éloignés de ma « vraie » santé.

Je ne voulais pas pour autant endosser publiquement le rôle de porte-parole, de « père d'enfant handicapé ». Un problème d'*outing* ? Sans doute. Dont j'avais parlé à une psy, qui me disait que tant que je n'en ressentais pas l'impérieuse nécessité, je n'étais obligé à rien. Au fond, j'avais un peu « le cul entre deux chaises », je marchais, « sur une ligne de crête », selon la formule utilisée plus tard par le Premier ministre Édouard Philippe au moment du Covid. Un de mes collègues du *Parisien*, Charles, m'avait dit finement, lors d'un repas : « Vous avez réussi quelque chose de très fort, Sophie et toi : ne jamais passer pour des victimes. » J'ai longtemps gardé cette phrase en tête, en essayant de m'y tenir.

Et puis un jour, au printemps 2010, j'ai eu envie d'écrire sur le handicap dans mon propre journal. Pourquoi ce revirement ? Parce qu'il s'imposait. Parce qu'il manquait dramatiquement de places d'accueil dans les instituts médico-éducatifs en France. Parce que j'avais lu trop de « faits divers » de parents désespérés venant à commettre l'irréparable, parents dont je me représentais la solitude, le désespoir. Je me devais de témoigner, d'écrire enfin sur ce sujet. Cela pourrait faire un peu bouger les choses, qui sait ? Alors j'ai sauté le pas. En recoupant des informations collectées auprès de l'association de parents Unapei (Union des amis et familles de personnes avec des déficits intellectuels), j'ai obtenu ce chiffre incroyable et glaçant : 13 000 enfants handicapés n'avaient pas de solution, pas de place, ni dans un établissement spécialisé ni à l'école. Tout reposait sur les parents, parfois au bord du craquage[1] !

L'enquête, soutenue et poussée en conférence de rédaction par ma chère consœur et cheffe du service « Société-Vivre mieux », Corinne Thébault – la tenace « Coco » – obtenant même le « Fait du jour », c'est-à-dire la une du journal, eut de l'écho. Le lendemain, le chiffre de 13 000 enfants sans solutions fit l'effet d'une bombe. Comment la France pouvait-elle se comporter ainsi avec les plus faibles ? La honte ! Toutes les radios et les télévisions l'ont repris. Je me souviens du coup de fil courroucé que la secrétaire d'État au Handicap et à la Famille de l'époque, Nadine Morano, a passé au directeur de l'Unapei, appel dont j'ai eu connaissance, estimant que les chiffres étaient exagérés et qu'on aurait dû l'interviewer. Non, hélas, ils ne l'étaient pas. C'était, au contraire, un scandale de les cacher. Comme de voir, à l'époque, de nombreux enfants ne pas avoir d'autre option que de se rendre en Belgique où de nombreuses institutions étaient ouvertes, parce que la France ne finançait pas assez de places. Oui, il fallait d'urgence débloquer des crédits face à ce

1. Marc Payet, « 13 000 enfants handicapés ne sont pas pris en charge », *Le Parisien*, 13 avril 2010.

scandale absolu. Ce qui fut fait. Pour tous, j'avais eu raison de ruer dans les brancards.

Quant à Lucien, dont une photo prise au centre de la rue Nollet alors qu'il avait 9 ans avait été reproduite dans le journal, sans le savoir, il avait été l'inspirateur de cette prise de conscience. C'est lui qui m'avait permis d'aller au-delà de mes réticences : oui, j'avais le droit de travailler sur un sujet qui me touchait si intimement.

Quelques mois plus tard, j'eus une discussion surréaliste avec une dirigeante haut placée du monde du handicap, qui m'assura, avec suffisance et dans un verbiage de technocrate, que « l'on pouvait régler beaucoup de choses dans le handicap avec la technologie et le numérique » et que « c'était plus ça, l'avenir, que des institutions poussiéreuses qui coûtent très cher au contribuable ». Le propos m'avait scotché.

Un discours qui m'inquiète toujours aujourd'hui car je le sais encore porté par certains. Oui, il faut conserver beaucoup de places ouvertes dans les institutions. Bien sûr, il faut les ouvrir à l'extérieur ; bien sûr, il faut être inclusif ; mais non, tout ne se règle pas avec les écrans ou d'autres gadgets. Les parents le savent. Ne les insultons pas.

À partir de ce long papier, j'ai commencé à m'intéresser au handicap sous l'angle « macroéconomique ». J'ai découvert que le système était financé – de façon complexe – par l'Assurance maladie *via* sa branche appelée « Caisse nationale de solidarité et d'autonomie », mais aussi par les conseils départementaux. Avec des budgets considérables.

Ainsi, en 2022, les sommes consacrées au handicap par la branche « autonomie » de la Sécurité sociale s'élevaient à 16 milliards d'euros, comprenant le financement d'établissements adultes et enfants – pour 12 milliards –, le versement des prestations compensatoires (Allocation d'autonomie pour personne handicapée, Allocation d'éducation de l'enfant handicapé, Prestation de compensation du handicap) – pour 4 milliards[1]. L'État distribue, de son côté, 17 milliards pour financer une partie des prestations compensatoires aux personnes en situation de handicap. Il cofinance les Esat (Établissements et services d'aide par le travail), qui emploient des personnes en situation de handicap et les assistants de vie scolaire (AVS) chargés d'accompagner les jeunes handicapés dans leur parcours scolaire.

Je me suis rendu compte par ailleurs que, malgré ses imperfections, ce système était généreux. Beaucoup de pays ne sont pas aussi bienveillants que le nôtre avec les plus faibles.

Il apparaît en outre que, depuis 2004, le nombre de places pour adultes a doublé, et celui pour enfants a progressé[2]. Les pouvoirs publics ont financé un « plan Belgique » afin de trouver en

1. Source : Projet de loi de financement de la Sécurité sociale, 2022.
2. Rapport « Autonomie », loi de finance de la Sécurité sociale, 2022.

France des solutions d'hébergement de qualité pour les personnes handicapées qui n'avaient jusque là pas d'autre option que de se tourner vers l'une des multiples associations ayant des centres en Wallonie. Comme on partait de loin, étant donné le nombre de candidatures rejetées par les établissements et la grande détresse des parents ou des proches, c'était là un strict minimum.

Voilà pour le *satisfecit*. Car il reste du chemin à parcourir. Les drames existent toujours, hélas. Je le comprends en entendant certaines réflexions de parents et en lisant les papiers de confrères, qui témoignent toujours de situations très dures pour les familles[1].

C'est précisément pour ces raisons qu'il faut continuer à protéger le secteur médico-social et lui assurer des financements pérennes. Je suis effaré de voir combien les salaires y sont bas. C'est à cause de cela que les directeurs ont tant de mal à recruter des éducateurs et des aides-soignant(e)s. Est-il normal qu'il ait fallu attendre un « deuxième tour » du Ségur de la santé pour que ce personnel ait droit à une petite augmentation ?

1. Émilie Trevert, « Autisme, les parents vont craquer ! », *Le Point*, 31 mai 2023.

4

Merci l'Assurance maladie !

Heureusement que la « Sécu » est là. Cette phrase, qui sonne comme un cliché, ne m'a jamais paru aussi juste. Merci pour Lulu, merci pour tout le monde. Je n'arrive pas à cette conclusion, un peu benoîte mais que j'assume, uniquement en raison de ma propre histoire, mais après m'être plongé, pour ce livre, dans des rapports d'enquête, textes savants et autres dossiers rébarbatifs. Qui m'apprennent que les remboursements versés par l'Assurance maladie sont énormes. Si bien que, sans elle, on serait tous sur la paille ! Or, on ne le sait pas.

Pour aboutir à ce constat, je me suis posé une question simple. Combien coûtent les maladies ? Est-il possible de savoir quel est le prix, individuel, d'un cancer, de la pose d'une prothèse de hanche, ou d'une chambre en réanimation ? Exposée ainsi, la question peut paraître choquante, voire incongrue. Mais il me semble au contraire qu'il faut l'oser pour arriver à préserver l'essentiel de notre trésor « santé », quitte à devoir économiser sur le « superflu ».

*

Le rapport annuel « Charges et produits » de l'Assurance maladie, dont j'ai découvert l'existence lors d'un café informel avec son actuelle directrice générale adjointe, Marguerite Cazeneuve, rencontrée dans le cadre de la rédaction de ce livre, donne nombre d'informations.

La jeune femme a connu une carrière assez fulgurante. Ancienne du cabinet McKinsey, spécialisée dans les comptes sociaux, elle a intégré le cabinet du président de la République, Emmanuel Macron, en 2017. Puis elle a fait partie du cabinet de Jean Castex, à Matignon, pendant le Covid. Durant une année, elle a suivi tous les dossiers chauds, passant de la crise des Gilets jaunes au suivi de la campagne de vaccination. Après avoir écrit quelques éléments de langage ayant servi lors de la réforme des retraites, la très dynamique bonne élève a pris du grade en devenant directrice déléguée de l'Assurance maladie aux côtés de Thomas Fatôme. Un « bébé Macron » en somme puisque son père, Jean-René Cazeneuve, député du Gers, est rapporteur de la loi de finances tandis que son frère, Pierre Cazeneuve, député des Hauts-de-Seine, a été conseiller à l'Élysée. Si elle n'a aucun lien de parenté avec le socialiste Bernard Cazeneuve, son mari, Aurélien Rousseau, est ministre de la Santé depuis le 20 juillet 2023 (il était auparavant directeur de cabinet de la Première ministre Élisabeth Borne) et ancien directeur général de l'ARS d'Île-de-France pendant la crise du Covid. Une famille clef !

Pour sa part, elle ne pense pas que les prix de la santé doivent obligatoirement augmenter. Mais surtout, elle défend sa maison. « Les Français sont très attachés à l'Assurance maladie, c'est encore l'une des grandes institutions qui maintiennent la cohésion dans le pays, explique-t-elle. Cela dit, il est évident que nous devons faire plus en matière de prévention pour éviter, à terme, que les dépenses de santé progressent trop[1]. » Tout en admettant que « la financiarisation de certains secteurs de la santé est un problème, comme on l'a vu dans le cas des biologistes », elle me conseille : « Vous devriez regarder dans le rapport “Charges et produits”... tout est dedans. »

Les négociations sur les tarifs des consultations, menées début 2023 entre l'Assurance maladie et les syndicats de médecins généralistes, ont été rudes. Difficile de faire accepter à ces derniers de s'installer dans des « déserts médicaux », même avec des revalorisations substantielles à la clef. Aucun accord n'a pu être trouvé. Mais cette conversation et le document conseillé m'ont surtout permis de découvrir les montants des dépenses réelles de l'Assurance maladie par pathologie.

À la lecture de ce rapport de 350 pages, on apprend qu'en 2020, « 168 milliards d'euros ont été

1. Marguerite Cazeneuve, entretien avec l'auteur, 12 novembre 2022.

remboursés par l'ensemble des régimes pour la prise en charge de 66,3 millions de personnes ». Et que trois pathologies mobilisent une part importante des dépenses : la prise en charge des cancers, celle de la santé mentale, et enfin celle des maladies cardioneurovasculaires.

*

Sans surprise, la prise en charge des cancers coûte très cher. Ce deuxième poste des dépenses de l'Assurance maladie atteint 21,2 milliards d'euros, soit 12,6 % des dépenses totales en 2022. C'est-à-dire l'augmentation la plus importante pour l'Assurance maladie, sur la période 2015-2020, avec une hausse de 4,9 milliards d'euros.

Comment être surpris lorsque l'on sait que sont détectés 382 000 cancers par an en France ? Quand on s'aperçoit qu'un malade a plus d'un examen par imagerie ou autre au cours de ces traitements, d'où un nombre d'interventions élevé ? Fort heureusement, de nos jours, une bonne partie des patients sont très bien soignés, même si la survie à cinq ans après la découverte de la tumeur varie beaucoup d'une pathologie à l'autre. Elle passe de 96 % pour un cancer de la thyroïde à 7 % pour un cancer du poumon[1].

1. Santé publique France, « Nouvelles données sur la survie des personnes atteintes de cancer », 6 juillet 2021.

Depuis le premier « plan cancer », lancé sous l'impulsion de Jacques Chirac en 2002, des progrès très spectaculaires ont été faits pour « cartographier » les tumeurs, analyser leur profil génétique, et administrer des thérapeutiques ciblées, beaucoup plus efficaces. Pour autant, il faut garder en tête que les cancers tuent en France 150 000 personnes chaque année. Un chiffre très lourd qui donne une idée des défis à relever par la cancérologie au cours des prochaines années.

Quatre cancers pèsent d'un poids financier très important : le cancer du sein (3,6 milliards d'euros), ceux du poumon (2,7 milliards d'euros), du côlon (1,9 milliard d'euros) et de la prostate (1,9 milliard d'euros). Soit les quatre tumeurs les plus courantes. Le cancer du sein touche 58 000 femmes par an, celui de la prostate concerne 50 000 hommes, celui du poumon, 46 000 personnes et celui du côlon, 43 000.

Les comptes de l'Assurance maladie permettent de savoir ce qu'elle dépense par malade. Selon ses données, les cancers lui coûtent en moyenne 12 676 euros par personne et par an[1]. Heureusement que nous avons la Sécu, sinon les patients seraient ruinés !

Mais, l'Assurance maladie ne rembourse pas tout. Restent à la charge du patient 15 % des dépenses, somme en grande partie couverte par les mutuelles. Encore faut-il en avoir une.

1. Assurance maladie, rapport « Charges et produits », 2023.

Tous les cancers n'ont pas le même coût, selon qu'ils nécessitent plus ou moins d'interventions chirurgicales ou de thérapies onéreuses. Ainsi, un cancer du poumon coûte 23 731 euros par an et par personne, celui du sein, 14 632 euros, et celui de la prostate, 7 447 euros.

Pour les éviter, ou les prendre en charge le plus tôt possible, les campagnes de dépistage précoces sont essentielles.

*

On a une fois de plus envie de dire « merci la Sécu » lorsqu'on lit le détail des frais engendrés par les autres pathologies. Ils s'élèvent à 10 000 euros en moyenne par an chez un malade traité pour une pathologie cardiovasculaire aiguë. Un accouchement et un suivi de grossesse nécessitent une prise en charge de 7 000 euros. Les maladies psychiatriques reviennent à 6 000 euros par patient, à l'année. Enfin, les « hospitalisations ponctuelles », pour toutes sortes de causes, nous reviendraient à environ 4 000 euros par personne si nous devions les payer.

*

L'autre très grand poste de dépenses est celui de la prise en charge, au sens large, de la santé mentale. De quoi contredire l'image souvent misérabiliste que renvoient les reportages sur le dénuement – pourtant bien réel – de certains services de psychiatrie.

Dépressions, maladies psychiatriques ou simples troubles de l'humeur, le tableau n'est pas réjouissant. Ce « mal-être », aux raisons multiples, coûte un argent fou à la Sécu. Elle verse la bagatelle de 6,2 milliards d'euros pour prendre en charge et rembourser les médicaments et les actes des médecins liés aux « troubles névrotiques et de l'humeur ». À cela s'ajoutent 4,9 milliards d'euros pour les troubles psychotiques. Ces sommes permettent d'accueillir les patients en hôpital psychiatrique et de payer leurs traitements. Une enveloppe énorme qui dit la réelle souffrance d'une grande partie de la population, aux pathologies souvent méconnues du grand public. On ne le sait pas, mais 8,4 millions de personnes ont été soignées en 2020 dans le champ de la santé mentale, dont 2,79 millions pour des maladies psychiatriques. Or, ces soins sont indispensables. L'Assurance maladie, qui calcule tout, estime que cela correspond à une prise en charge de 5 926 euros par an et par patient.

Certains pensent que les laboratoires pharmaceutiques, parce qu'ils voulaient pousser le marketing de leurs produits phares pour en récolter le maximum de bénéfices, ont leur part de responsabilité dans cette surconsommation. Les chiffres de vente des « pilules du bonheur » depuis les années 2000 ne peuvent qu'intriguer. La grande vedette, le Prozac, du laboratoire américain Lilly, a marqué son époque. Incontestablement, la pression morale exercée par certains médecins leaders d'opinion sur leurs confrères psychiatres ou généralistes a joué un rôle dans cette prescription massive.

Le climat anxiogène de notre première partie du XXIe siècle n'atténue rien, lui qui contribue à la progression des pathologies mentales. La période du Covid a suscité beaucoup d'angoisses dans la société. On a ainsi constaté un recours accru aux anxiolytiques et, dans une moindre mesure, aux hypnotiques, durant et autour des périodes de confinement. Des médicaments anxiolytiques « de type Xanax, Lexomil, Temesta et Lysanxia ont vu leur consommation exploser avec 3,4 millions de prescriptions de plus qu'attendu[1] ». Même chose pour les somnifères, comme le Stilnox ou l'Imovane, avec 1,4 million de prescriptions de plus qu'attendu. Une hausse de la consommation de benzodiazépines (Urbanyl, Valium) a elle aussi été constatée. Une tendance qui n'a pas fléchi. Une fois le recul du Covid avéré, la guerre en Ukraine, la crise sociale en France autour de la réforme des retraites, et l'inquiétude quant au pouvoir d'achat ont pris le relais et stressé le pays. La consommation a peu de chances de baisser. Or, il le faudrait !

1. Epi-Phare, « Covid-19. Usage du médicament », 27 mai 2021.

5

Karine, la généraliste, veut passer à 60 euros

La consultation chez le généraliste à 60 euros, j'espère que ça n'arrivera pas. Mais des histoires recueillies auprès de certains soignants n'incitent guère à l'optimisme. La rencontre avec Karine[1], une jeune médecin généraliste « fatiguée et désabusée » de 31 ans, m'intrigue. Et m'attriste. Elle travaille dans un cabinet médical à la campagne, à une trentaine de kilomètres de Chartres (Eure-et-Loir). En plein milieu de la plaine beauceronne, avec des champs plats à perte de vue. Et ça n'a pas l'air d'aller très fort. Dans la salle d'attente de son cabinet sont affichés de nombreux tracts qui évoquent « le risque de burn out des médecins » ou proclament : « Attention : l'Assurance maladie vous surveille », tous du collectif « Médecins pour demain ». La jeune femme fait en effet partie de ce groupe de praticiens qui « n'en peuvent plus », et se disent « en colère contre

1. Son prénom a été changé, entretien avec l'auteur, mars 2023.

le système ». Elle-même envisage carrément de se déconventionner de l'Assurance maladie et d'augmenter considérablement ses tarifs. « À 25 euros, c'est l'aumône. Je suis moins bien payée que mes collègues voisins qui sont ostéopathes. Je pense que je vais passer bientôt à 60 euros la consultation, nous déclare-t-elle. J'en ai marre de faire de la médecine à la chaîne, avec des consultations de dix minutes. Je préfère faire de la qualité, avec des actes plus longs, et ce sera mieux payé. »

Lorsqu'on la questionne sur le coût que cela représentera pour ses patients, Karine se montre embêtée : « Oui, j'y pense. Pour certains ce sera un peu dur de payer. Si je dois les revoir deux jours après une première consultation, je ne facturerai rien. » Pourtant, elle en est sûre, les patients comprennent sa démarche. « Ils ne voient pas pourquoi ils paieraient moins cher chez le médecin que chez le coiffeur ou le plombier. » Et ajoute, assez directe : « Les gens sont capables de s'acheter leurs portables, leurs tickets à gratter au Loto... S'ils viennent me voir trois fois dans l'année, ça fera 150 à 180 euros à tout casser. C'est moins que leur forfait coiffeur ! » Et de conclure : « En France, on croit que la médecine est gratuite. C'est aberrant. Et complètement faux. »

Pour me faire comprendre sa décision, elle revient sur son parcours. Qui a été difficile.

« Je me suis installée en libéral en mai 2020, en pleine crise du Covid. Au moment où les patients restaient chez eux. Je n'en voyais que deux par jour pendant cette période. C'était déprimant. » Pendant le confinement, Karine fait alors des gardes à l'hôpital, ce qui, à ses yeux, justifie sa volonté de se « rattraper ». « Quand on s'installe, on ne gagne pas beaucoup en tant que médecin généraliste. Après dix ans d'études, ce n'est pas ce que les gens croient en matière de revenus. » Karine dit « beaucoup apprécier ses patients », que c'est « un bonheur de les soigner », mais explique avoir des soucis avec certains confrères : « C'est encore un milieu très régi par le patriarcat, avec des médecins âgés qui ne veulent pas laisser la place, encore moins aux jeunes femmes. Ils ont 75 ans, et nous rabâchent des phrases du genre : "De notre temps, on bossait beaucoup plus que vous." C'est lourd. » Karine est aussi en « colère contre l'Assurance maladie ». « Elle veut toujours me dire ce que je dois prescrire. C'est bon, j'ai étudié la médecine. Je n'en peux plus de ce système où on me donne des ordres, où on nous accorde une prime si on fait encore plus d'activité... Je ne me suis pas engagée pour cela. »

Cette colère est minoritaire, mais elle laisse augurer d'un futur peu radieux. En tout cas, placé sous le signe du « biz ». Comme business.

*

Le même constat apparaît lorsque l'on découvre l'offre promotionnelle de Ramsay Services (le numéro un des cliniques), rendue publique le 4 juin 2023[1]. Une offre éloquente, qui en dit long sur l'évolution en cours puisqu'il s'agit d'un abonnement à « 11,90 euros par mois pour téléconsulter un médecin, chaque fois que vous en avez besoin, tous frais compris ». Ce forfait, malin, digne de la téléphonie, surfe sur le manque de médecins disponibles en proposant de « téléconsulter facilement un médecin 24 heures sur 24, 7 jours sur 7 ». Et en précisant qu'« une fois l'abonnement souscrit, aucun surcoût ne vous sera demandé. Toutes vos consultations sont incluses ». Un peu comme chez Amazon, « l'abonnement est [par ailleurs] sans engagement dans la durée », car automatiquement renouvelé. « Vous pouvez à tout moment le résilier depuis votre compte Ramsay Services », lit-on.

Nous entrons bel et bien dans une autre ère, celle de la médecine Netflix, où l'on souscrit un abonnement, qui donne accès à des consultations médicales. À 11,90 euros par mois, cela engage l'abonné à, au minimum, 142 euros de dépenses de consultation médicale par an. Soit une médecine ubérisée plus coûteuse que l'ancienne. Mais la plateforme met en avant ses atouts en promettant : « Plus de 290 spécialités médicales représentées, sélectionnez en temps réel la spécialité médicale souhaitée en téléconsultation : médecin généraliste, gynécologue, psychiatre, pédiatre, pharmacien, infirmier... Pas de

1. « Allons-nous payer un abonnement médecin à 11,90 euros par mois ? », *Le Point*, 6 juin 2023.

filtre ni d'intermédiaire, pas de délais d'attente ni de RDV à planifier, vous êtes directement mis en relation avec le médecin ou le professionnel de santé. » Cerise sur le gâteau, Ramsay joue aussi la carte tricolore puisque : « 100 % des médecins et professionnels paramédicaux sont diplômés en France et inscrits au Conseil de l'ordre des médecins ou à l'ordre de leur profession. »

L'offre de Ramsay a fait grand bruit et suscité beaucoup d'articles. La formule « Abonnement mensuel à 11,90 euros par mois pour téléconsulter de façon illimitée » a fait mouche. Un joli coup de marketing car, en réalité, ce type de services existe et fait déjà partie de l'offre des mutuelles ou des assurances santé. Un coup qui a suscité des réactions négatives, contraignant l'entreprise à publier, le 7 juin 2023, un communiqué pour dégonfler la polémique : « L'accès aux soins est un enjeu partagé par l'ensemble des citoyens et les acteurs de la santé en France, y lit-on. Face à cette situation, Ramsay Services cherche à proposer des solutions innovantes. Ce service ne se substitue pas à un suivi par un médecin traitant : les patients le nécessitant sont réorientés vers leur médecin traitant ou aux urgences pour une consultation physique. »

Les téléconsultations ont le vent en poupe depuis la crise du Covid. Elles sont passées de 80 000 en 2019 à 9,4 millions en 2021, selon une étude du ministère de la Santé. Les plateformes Doctolib ou Medadom surfent sur ce modèle. Cela peut incontestablement rendre des services, dans des cas particuliers. Mais est-ce véritablement ce vers quoi nous souhaitons aller ? Le risque d'une médecine sans vraie consultation « physique » existe bel et bien.

*

Pour gagner plus d'argent, certains médecins sont, on l'a vu, tentés par le déconventionnement. C'est ce que met en avant l'Union française pour une médecine libre, présidée par le Dr Jérôme Marty. « De plus en plus de confrères vont se déconventionner, annonce-t-il. Ils n'en peuvent plus d'être méprisés par les pouvoirs publics sur leurs tarifs. Les Français doivent savoir que les prix en médecine vont forcément augmenter[1]. » Jérôme Marty estime que « nous sommes face à un phénomène émergent. Quand on sera 15 000 déconventionnés, les pouvoirs publics seront bien obligés de négocier avec nous ». Au 15 mai 2023, sur son compte Twitter, il indiquait que « 1 925 médecins [étaient] prêts à tourner le dos à l'Assurance maladie ».

Pour l'instant, les pouvoirs publics ne croient pas vraiment au risque d'une flambée des tarifs des consultations. « On voit bien la menace brandie par certains syndicats de médecins, mais ça ne nous inquiète pas plus que cela, tempère-t-on au cabinet du ministre de la Santé. Si les médecins se déconventionnent, ils auront du mal à trouver des patients en nombre qui viendront se soigner chez

1. Dr Jérôme Marty, entretien avec l'auteur, 20 février 2023.

eux, alors que le confrère d'à côté proposera un remboursement, et pas eux. » Cela paraît le bon sens même.

D'autres généralistes, qui se trouvent bien lotis, voient d'un mauvais œil ces revendications pécuniaires. C'est le cas de Serge Alliod, en poste depuis quinze ans à Besançon ayant publié une lettre ouverte à ses confrères du collectif « Médecins pour demain » qui réclamaient le doublement du prix de la consultation, à 50 euros. « Regardez nos revenus, c'est une grève de riches. Je suis fier d'être médecin généraliste à Besançon, au service de la population. Je soigne, j'écoute, je rassure les patients qui me font confiance. Beaucoup d'entre eux ont des difficultés financières, pas les médecins[1] », écrit-il. Et d'ajouter : « Les docteurs peuvent se loger, se divertir, payer des études à leurs enfants, et plus encore, car leur revenu moyen est d'environ 100 000 euros par an. Le médecin libéral gagne quatre fois ce que gagne la moyenne des Français, trois fois ce que gagne un professeur. » Il assène : « Je demande aux riches, dont je fais partie, et vous aussi, mes chers confrères, un peu d'humilité, comme Hippocrate nous l'a soufflé il y a quelques siècles. L'argent n'est pas le but de notre engagement professionnel. A-t-on déjà vu une profession demander de doubler ses revenus ? Je conseille à mes collègues d'arrêter de loucher sur les revenus de leurs collègues allemands ou anglais,

1. Dr Serge Alliod, « Lettre ouverte », France 3 Bourgogne-Franche-Comté, 5 janvier 2023.

et de se demander s'ils ne sont déjà pas les plus aisés dans leur quartier. »

Un vrai pavé dans la mare.

*

À ce stade, vous devez vous poser la question : votre consultation va-t-elle vous coûter plus cher ? Eh bien la réponse s'impose : c'est très probable, mais pas 50 euros. À ce jour, les partenaires sociaux – l'Assurance maladie d'un côté, les syndicats de médecins de l'autre – n'ont pas réussi à se mettre d'accord sur un nouveau tarif pour la consultation dite « de base ». La piste des 26,50 euros semble tenir la corde.

Quant aux états d'âme de cette profession, qu'en penser ? Les généralistes ont souvent l'impression d'être déclassés, mal payés et mal considérés. C'est faux, comparé à l'ensemble des Français, mais vrai, par rapport à certaines catégories de médecins spécialistes, beaucoup plus riches.

On s'en rend compte en écoutant différents interlocuteurs. Par exemple, le « modéré » Dr Luc Duquesnel, médecin à Mayenne (53), à la tête d'un grand centre de soins, et président des généralistes pour la Confédération des syndicats médicaux français. Il décrit très bien l'état d'esprit de certains de ses confrères : « Je vois autour de moi beaucoup de jeunes qui ne se sentent pas assez considérés et sont mécontents. Ils ont fait de longues études, difficiles. Ils n'ont pas forcément envie de travailler autant que le faisaient les médecins de campagne d'autrefois, mais restent impliqués et veulent faire une médecine de qualité. Beaucoup de jeunes femmes veulent aussi pouvoir concilier, et c'est normal, leur vie professionnelle et leur vie de famille, sans avoir les contraintes horaires dingues de la médecine d'autrefois[1]. » Et d'ajouter : « Ce n'est pas la faute de la génération actuelle des médecins si on n'en a pas assez formé au cours des années précédentes. »

Ce syndicat « réformiste » aurait pu signer avec les pouvoirs publics, car les revalorisations proposées n'étaient pas du tout négligeables, mais semble se voir, comme les autres syndicats de médecins, débordé par sa « base ». Nombreux sont ceux, comme Karine, qui veulent absolument se faire payer plus... tout en n'en faisant qu'à leur tête. De façon assez égoïste, osons l'écrire. Ce qui est inquiétant pour l'avenir de notre système de santé. Ils se font d'ailleurs brocarder par certains urgentistes hospitaliers. « Ces médecins libéraux qui ne veulent rien se faire imposer sont quand même assez culottés, estime le Dr Patrick Pelloux. Leur engagement, c'est de soigner des malades, par leur portefeuille. On a la chance d'avoir en France un beau système de santé, qui rembourse beaucoup de choses, mais s'ils tirent trop sur la corde, cela ne pourra pas marcher bien longtemps[2]. »

---

1. Dr Luc Duquesnel, entretien avec l'auteur, 10 décembre 2022.
2. Dr Patrick Pelloux, président de l'Association des médecins urgentistes de France, entretien avec l'auteur, 8 octobre 2022.

Le ministre de la Santé d'alors, François Braun[1], a longtemps dirigé le service des urgences du CHU de Metz et a présidé le syndicat « Samu-Urgences de France ». Mais c'est avec sa casquette de ministre qu'il a dû constater, en février 2023, l'échec de la « convention médicale », qui devait fixer les nouveaux tarifs, dont celui de la consultation de base, actuellement à 25 euros. « Je suis déçu par l'attitude des syndicats de médecins, peu responsables. On passe à côté d'une occasion importante d'améliorer le système », a-t-il expliqué sur les ondes. Lors d'un briefing presse auquel j'ai assisté, son directeur de cabinet a renchéri : « On avait mis 1,5 milliard sur la table. C'est une somme énorme. C'est regrettable pour eux, et pour les Français[2]. » Chez les « spécialistes », les tarifs doivent eux aussi être revus. Ils varient de 40 à 80 euros pour des consultations complexes.

Les questions d'argent crispent, on le voit. Lorsque le DG de l'Assurance maladie, Thomas Fatôme, propose une augmentation de 1,50 euro pour la consultation, en la faisant passer de 25 euros à 26,50 euros, certains médecins parlent d'« aumône ». Ils manifestent en criant : « On est moins bien payés que les coiffeurs ! » Mais on doute que les coiffeurs gagnent 100 000 euros par an, moyenne des revenus d'un généraliste[3]. Offusqués, les pouvoirs publics

1. Il a été remplacé à ce poste par Aurélien Rousseau le 20 juillet 2023.
2. Briefing presse du cabinet de François Braun, février 2023.
3. Drees, « Les revenus des professions de santé », 2022.

ont donc rappelé la réalité des chiffres : « 1,50 euro en plus, sur chaque consultation, cela fait une augmentation annuelle de 10 000 euros. Ce n'est pas négligeable. Et si les médecins avaient accepté en plus les engagements du contrat territorial que nous leur proposions, ils auraient gagné 20 000 euros de plus chaque année », souligne ainsi l'entourage du ministre François Braun, lors de ce même briefing presse.

« La plupart des médecins sont surchargés de travail, et on leur demande toujours plus d'engagements, c'est impossible de leur charger plus la barque », avance le Dr Luc Duquesnel. L'Assurance maladie, qui finance l'ensemble, ne l'entend pas, elle, de cette oreille. « Nous ne nions pas la souffrance d'une partie de la profession, mais ce n'est pas le cas de tous les praticiens, dit-elle. Si quelques-uns acceptaient d'agrandir un peu leur patientèle, la situation ne serait pas si tendue dans certains territoires, et les services des urgences ne seraient pas si souvent encombrés par des patients qui relèvent de la médecine générale. »

Les deux camps paraissent irréconciliables, à moins que tout cela ne soit qu'un jeu de rôle. Car au fond, en dehors des effets de manche, depuis des dizaines d'années, rien ne paraît vraiment changer dans la régulation de la médecine chez nous. Mais les Français ne vont-ils pas, à force, se lasser ? Qui plus est en voyant l'offre de services décliner ?

6

Quand t'es dans le désert médical...

L'expression « déserts médicaux » appliquée à nos campagnes françaises et évoquant plutôt le Sahara ou le désert de Gobi a de quoi étonner. D'autant que la réalité est plus contrastée. Même si la pénurie de praticiens se fait sentir en maints endroits.

Marolles-sur-Seine, quatre-vingts kilomètres au sud de Paris. À l'entrée du village, après la sortie de l'autoroute A5, sur le rond-point une grande banderole est déployée : « La ville de Marolles-sur-Seine cherche un médecin. Contactez la mairie. » On ne peut plus clair.

Le bourg de 1 800 habitants est implanté au milieu d'une région boisée baignée par les étangs de la Bassée, que traverse la Seine. Des péniches colorées amarrées dignes d'un roman de Simenon donnent un sentiment de petit paradis rétro. Le maire, Julien Poireau, dans sa mairie blanche aux volets bleus, dresse un tableau de l'offre médicale de sa jolie commune moins guilleret.

« Nous avons encore un médecin à Marolles, mais il croule sous les dossiers de patients, raconte l'élu. Lorsqu'il a pris ses fonctions, il venait de Voulx, à une quinzaine de kilomètres d'ici, et sa patientèle l'a suivi. » Le praticien travaille dans un cabinet flambant neuf conçu pour qu'un ou deux confrères supplémentaires puissent exercer en libéral. Encore faut-il les trouver ! Pour l'heure, l'espace accueille quelques infirmiers et « une cabine de téléconsultation médicale, grâce à l'implication du pharmacien de la commune, qui marche bien mais ne remplace pas un vrai médecin », précise l'édile. Qui, d'ailleurs, se dit satisfait d'avoir pu conserver l'officine. « Lorsque le précédent pharmacien a pris sa retraite, on a eu peur que la pharmacie ne ferme, mais, heureusement, un successeur est arrivé », souffle le maire. Avant d'ajouter : « Dans cette partie du sud de la Seine-et-Marne, on manque d'offre médicale. Pour trouver un généraliste, il faut aller à Montereau, à dix kilomètres, et il n'y en a pas beaucoup, ou à Cannes-Écluse, où il existe un centre de santé avec des médecins salariés, mais sans spécialistes... des dermatologues par exemple. » L'avenir ne s'annonce guère plus réjouissant : « La situation ne permet pas de répondre à tous les besoins médicaux de la population et s'aggrave d'année en année. On a l'impression qu'il est devenu difficile pour les médecins de s'implanter dans des petites communes comme la nôtre. Mais on se bouge et on espère trouver une solution. »

Alors Julien Poireau, maire depuis 2015, a fait installer la grande banderole sur le rond-point, en espérant qu'elle tapera dans l'œil d'un médecin. « On a vu à la télé que d'autres villes faisaient ça. » Si, pour l'instant, la perle rare n'a pas été trouvée, le maire ne se décourage pas. « Il y a eu quelques candidats, étrangers notamment, mais ils ne convenaient pas, car ils n'avaient pas tous les diplômes permettant d'exercer. On espère néanmoins trouver bientôt la bonne personne. »

L'édile met en avant les atouts de sa commune : « Nous sommes seulement à une heure quinze, une heure trente de Paris par l'autoroute, cinquante minutes par le train ; notre commune est rurbaine, pas dans le rural profond ; on essaie d'y faire vivre les commerces ; il y a maintenant un marché... Bref, on vit bien chez nous. » La région de la Bassée est attrayante aussi par sa biodiversité, elle qui accueille nombre d'espèces sur ses étangs, entre les bras de la Seine, nature qui sera davantage protégée par un plan d'aménagement des rives du fleuve. « Si un médecin choisit de venir s'installer, on peut être sûr qu'il ne manquera pas de patients. Car pour l'instant nombreux sont ceux qui attendent, en vain, de pouvoir consulter un docteur », conclut Julien Poireau.

Le cas de Marolles est semblable à celui de centaines d'autres communes en France. Plus d'un Français sur dix (11 % exactement) se trouve dans ce qu'on appelle un désert médical ; 7,4 millions ont de grandes difficultés à trouver un médecin, alors que cette pénurie ne concernait que 5,7 millions de personnes en 2016. La définition du « désert médical » ?

« Une zone dans laquelle les habitants ne peuvent en moyenne bénéficier au plus que de 2,5 consultations de généraliste par an », selon la Direction des études et de la statistique du ministère de la Santé. Qui explique dans un rapport que les zones « sous-denses en médecins » sont situées « principalement en zone rurale et dans la banlieue éloignée des petites villes et des métropoles ». Certains départements sont clairement des « déserts médicaux », comme l'Eure, la Seine-et-Marne, l'Ain, l'Aisne, l'Yonne, la Nièvre, la Saône-et-Loire, l'Indre, la Vendée, selon l'observatoire de la Mutualité[1].

Délicate depuis quelque temps, la situation s'aggrave du fait des départs à la retraite de nombreux généralistes sans remplaçant ni successeur. Si on se projette à court terme, compte tenu de cette réalité, on verra bientôt les déserts médicaux couvrir une grande partie du pays, à l'exception des métropoles et des zones littorales ou frontalières. Déjà 41 % de la population de l'Yonne habite dans une commune dite « sous-dense » du point de vue médical, alors que ce n'est le cas que pour 1 % des Bouches-du-Rhône. À Auxerre ou à Marseille, on ne joue pas dans la même division dans le championnat de France de la santé !

Le constat est à peu près identique pour les médecins spécialistes. « Leur répartition est essentiellement concentrée dans les grands pôles, avec des écarts

1. La Mutualité française, « L'observatoire. Accès aux territoires de soins », 2018.

très importants. La densité de médecins gynécologues à Paris est plus de neuf fois supérieure à celle observée dans le Lot. Et celle des ophtalmologistes à Paris est près de douze fois supérieure à celle que l'on trouve en Lozère », écrit par exemple la Drees (Direction de la recherche, des études, de l'évaluation et des statistiques).

Concrètement, cela signifie que les patients doivent faire avec – enfin sans –, même dans certaines grandes villes de province. « J'avais des problèmes de vue, mais impossible de trouver un rendez-vous à Tours à moins de six mois d'attente, raconte ainsi Annick, tourangelle. Ce n'était pas possible. Alors je suis allée consulter une spécialiste à Paris, quitte à faire un aller-retour. Mais c'est parce que j'ai la chance de pouvoir dormir chez ma fille là-bas. »

Est-ce si grave ? diront peut-être certains. Oui, ça l'est. Quand on sait que 600 000 patients en affection longue durée (donc pris en charge à 100 % pour une maladie chronique, comme un diabète, un cancer ou une maladie cardiovasculaire) n'arrivent pas à trouver un médecin traitant, il y a de quoi être inquiet et même choqué. L'Assurance maladie jure qu'elle va mettre le paquet pour régler le problème, qui est digne d'un pays de troisième rang... mais elle retombe toujours sur le même écueil : pas assez de médecins, ou pas au bon endroit.

L'heure est donc au système D pour recruter des médecins dans des centres de santé gérés par la municipalité. Certaines initiatives ont marqué les esprits. Par exemple celle du maire de Nevers qui a organisé un « pont aérien » pour faire venir chaque semaine des médecins de Dijon vers sa ville. Le premier vol, effectué le 26 janvier 2023, a transporté huit praticiens qui ont pu honorer les rendez-vous jusque-là impossibles à cause de la pénurie. « C'est une solution pour faire des économies », assure le maire, Denis Thuriot. Coût de l'affrètement : « Autour de 5 400 euros, soit 650 euros par passager. » Quand même ! Selon lui, c'était la moins mauvaise solution dans ce département en souffrance. D'autant qu'il avait déjà passé des annonces pour tenter de recruter vingt médecins salariés en 2022, à 6 500 euros brut par mois, mais qu'aucun candidat ne s'est présenté. « On est face à une catastrophe sanitaire. Oui, on meurt probablement dans la Nièvre faute de médecins[1] », alerte Thierry Lemoine, président du Conseil de l'ordre des médecins du département.

Dans le Loiret, Stéphanie Rist, députée Renaissance et praticienne hospitalière en rhumatologie à l'hôpital d'Orléans, nous a fait de son côté une confidence stupéfiante lors d'une interview pour *Le Généraliste* : « Moi, je suis sur un territoire où les gens meurent alors qu'ils ne devraient pas mourir, par manque de médecins. J'habite à Orléans, une métropole de 300 000 habitants. Je suis en consultation tous les lundis matin. Sur mon territoire, on a

1. « Déserts médicaux, Nevers met en place un pont aérien avec Dijon », *Le Point*, 26 janvier 2023.

des indicateurs de mortalité, de morbidité, qui sont les mêmes que dans les Outre-mer, par exemple. Des indicateurs qui ne sont vraiment pas bons. Et on n'est pas le seul territoire comme ça en France. Je suis frappée de voir les retards pris en matière de diagnostic[1]. »

À Charleville-Mézières, les élus proposent même, eux, de donner leur nom à... une rue, aux médecins qui veulent venir s'installer. Pour l'instant sans succès non plus.

*

Quand certaines villes trouvent des médecins directement, comme Vierzon (Cher), la Cour des comptes les félicite[2]. « Ce centre de santé de Vierzon a réussi à recruter huit médecins, qui ont constitué une file active de 7 200 patients. Et les patients n'avancent aucun frais, grâce au dispositif du tiers payant intégral. Il a dégagé des excédents dès sa première année de fonctionnement. Cela prouve que ce modèle est viable. »

Tout à leur vision budgétaire du sujet, les magistrats adressent aussi des cartons jaunes aux centres de santé en déficit, parce que c'est le contribuable qui risque de payer la note. Ainsi du cas de la Saône-

---

1. Stéphanie Rist, « Je ne suis pas en guerre contre les médecins », *Le Généraliste hebdo*, 17 avril 2023.

2. Cour des comptes, « Mieux coordonner et hiérarchiser les interventions des collectivités territoriales dans l'accès aux soins de premiers recours », mars 2023.

et-Loire, marquée par une baisse de 11 % de l'effectif de ses médecins généralistes entre 2007 et 2020. Pour y faire face, le département a embauché, sur ses deniers et à tour de bras, du personnel soignant, passé de quatre personnes en 2018 à 70 en 2021. Résultat, le nombre de consultations a été multiplié par cinq, passant de 22 000 en 2018 à un peu plus de 100 000 en 2021. Un succès ? En partie. Pour les patients, oui. Mais la médaille a son revers, épinglé par les sages de la rue Cambon. « Le reste à charge du département par consultation demeure élevé, 30 euros en 2021 », écrit la Cour des comptes. De fait, la Saône-et-Loire doit injecter plusieurs millions d'euros chaque année pour combler ces pertes. Mais le président du conseil départemental de Saône-et-Loire défend *mordicus* sa politique. « Si l'équilibre financier du centre de santé n'est pas encore atteint, c'est tout simplement parce que notre structure a dû se développer beaucoup plus rapidement que prévu, pour répondre aux préoccupations et aux urgences du quotidien, a-t-il répondu à la Cour. Et tout cela est assumé. Notre priorité était de permettre aux habitants de Saône-et-Loire d'accéder aux soins, ce qui est le cas puisque 30 000 [d'entre eux] l'ont fait, grâce au centre départemental de santé. »

La Cour des comptes a pointé également les déboires du centre de santé municipal de la ville de Châteaudun (Eure-et-Loir), créé après le départ en retraite de trois médecins locaux, et qui n'est, à ses yeux, « ni efficace ni efficient ». Les magistrats estiment que « le centre ne participe pas à la permanence de soins en soirée ou en fin de semaine, où une forte activité des urgences hospitalières est constatée ». C'est ennuyeux. D'autant que l'efficacité ne serait pas au rendez-vous. « Le nombre de consultations par jour d'ouverture reste globalement faible, en moyenne une cinquantaine en 2020 pour cinq médecins, soit dix par praticien », note la Cour. Alors que le lieu reviendrait cher. « En ajoutant les annuités d'emprunt, chaque consultation coûte à la commune de Châteaudun en moyenne 13 euros », constatent les magistrats. « Pas tant que cela », penseront certains. Une ville est-elle censée payer les consultations médicales de ses habitants ?

Des remarques secondaires vu les enjeux ? Des cas isolés ? D'aucuns pourraient le penser mais l'avertissement d'une telle instance est à prendre au sérieux. Car, le recrutement de ces médecins municipaux, vous risquez de le payer, tôt ou tard, en impôts. Et comme le mouvement, général, va prendre de plus en plus d'ampleur...

*

Comment résoudre, dès lors, l'épineuse question des déserts médicaux ? La question est complexe. « En aucun cas l'État ne peut dire à un médecin où il doit s'installer. Nous ne sommes pas des fonctionnaires, résume un peu brutalement le Dr Jérôme Marty, président de l'Union française de la médecine libérale. La liberté d'installation, on n'y touche pas.

C'est un point cardinal de notre charte fondatrice[1] », ajoute-t-il.

Soit. Mais tout irait bien si la répartition des praticiens sur le territoire correspondait à peu près à celle de la population... Or, ce n'est en rien le cas. Pendant longtemps, le problème ne s'est pas trop posé car la demande en soins médicaux était moindre que maintenant. Mais dorénavant, les trous dans la carte se voient comme le nez au milieu de la figure. Les pouvoirs publics ont beau tenter, à coups de primes d'installation, de faire signer des contrats « d'engagements territoriaux », la plupart des médecins renoncent à s'installer dans les « déserts médicaux ». Une situation qui incite régulièrement certains parlementaires à tenter de leur forcer la main.

Frédéric Valletoux, ancien patron de la Fédération hospitalière de France, le lobby des hôpitaux, est de ceux-là et ne s'en cache pas. Député Horizons élu à Fontainebleau, proche d'Emmanuel Macron, cet homme influent dans le monde de la santé veut monter au créneau. « Les personnels hospitaliers sont trop seuls en première ligne pour organiser la permanence des soins. Dans de très nombreux endroits, des médecins libéraux n'acceptent pas d'y participer, ou ne sont pas assez nombreux pour le faire. On les a beaucoup incités, mais cela ne suffit pas. Il faut réfléchir à des solutions plus contraignantes, car la situation devient trop difficile pour une grande partie

1. Dr Jérôme Marty, entretien avec l'auteur, 20 février 2023.

de la population qui n'arrive plus à avoir accès à un médecin. Et cela entraîne, par voie de conséquence, un afflux de patients aux urgences[1] », nous explique-t-il.

*

Pour l'instant, ce sont les jeunes qu'on envoie en première ligne. Le gouvernement a décidé l'an dernier que les étudiants en médecine générale devraient dorénavant effectuer leur stage de quatrième année d'internat « en priorité dans une zone où la démographie médicale est sous-dense ». Cette mesure, inscrite dans le projet de loi de financement de la Sécurité sociale voté en octobre 2022, peut paraître logique si l'on observe froidement la carte des déserts médicaux, qui s'accroît, mais difficile à avaler pour les jeunes générations, médecins sur les épaules de qui reposent des contraintes que leurs prédécesseurs n'avaient pas. Un mouvement de contestation a été lancé par une intersyndicale de jeunes praticiens.

Pour comprendre comment on en est arrivés là, il faut remonter en arrière. « Pendant des années, on a beaucoup trop resserré le *numerus clausus* qui fixe le nombre d'étudiants admis au concours. Résultat, on n'a pas formé assez de médecins. Aujourd'hui, les choses ont un peu bougé, mais il faudra dix ans au minimum avant que ça se traduise sur le

1. Frédéric Valletoux, entretien avec l'auteur, 15 janvier 2023.

terrain. Et encore[1] », estime le Pr André Grimaldi, diabétologue au CHU Pitié-Salpêtrière à Paris.

En 1971, face à la progression du nombre d'étudiants en médecine, a été mis en place le *numerus clausus*. Fixé à 8 000 personnes par an. Au fil des années 1990, ce chiffre peu à peu diminue, sans que quiconque se rende compte des conséquences de cette restriction. À partir de la décennie 2000, il remonte un peu, mais pas assez. Et c'est seulement vingt ans plus tard, en 2019, que le *numerus clausus* est abrogé, remplacé par un *numerus apertus*, « nombre ouvert » en latin, censé être moins contraignant. Mais, outre que sa mise en œuvre paraît assez opaque... le mal est fait puisqu'il faut au moins dix ans pour former un médecin. Traduction, il faudra gérer la pénurie durant la prochaine décennie.

Les syndicats de médecins eux-mêmes n'étaient pas très favorables, dans les années 1990 et 2000, à la fin de ce système... Car cela risquait de créer trop de concurrence entre praticiens. Une réticence qui perdure. Certains se demandent si on n'en forme pas trop... Un doyen de faculté m'a ainsi dit récemment : « Il ne faut pas ouvrir plus que de raison les vannes. Moi je refuse de baisser la qualité des étudiants admis au concours. On les accepte déjà avec une note de 10/20, pas question de laisser passer ceux qui ont moins. En outre, attention à ne pas trop en former. Les médecins se verront bientôt concurrencés par l'imagerie par

1. Pr André Grimaldi, entretien avec l'auteur, 20 décembre 2022.

intelligence artificielle et trouveront qu'il n'y a pas assez de boulot pour eux. » Une partie de la médecine ne sera-t-elle pas perpétuellement inquiète de « la concurrence » ?

*

La France des soins est inégalitaire. On ne dépense pas les mêmes montants pour sa santé selon les départements. Avant remboursement par l'Assurance maladie, ces dépenses « s'élèvent à 2 750 euros par an en moyenne par patient ». Mais, écrivent les chercheurs Pierre-Louis Bithorel et Vincent Reduron, « elles varient fortement d'un département à l'autre, de 2 290 euros en Loire-Atlantique à 3 550 euros en Haute-Corse[1] ».

Les dépenses sont supérieures à la moyenne « dans plusieurs départements ruraux, comme le Cantal et la Creuse, dans ceux du Nord-Est, comme la Meuse, la Haute-Marne, la Haute-Saône, ainsi qu'en Provence-Alpes-Côte d'Azur, en Martinique et en Guadeloupe ». À cause de leur démographie vieillissante. « Avec l'avancée en âge, l'état de santé est susceptible de se détériorer, augmentant ainsi le recours aux soins, et donc les dépenses pour les patients », précise l'étude. À l'inverse, un département « jeune » a structurellement plus de chances de présenter des dépenses inférieures. Ce qui se

1. Pierre-Louis Bothorel, Vincent Reduron, Drees, « Les dépenses de santé en France », mai 2023.

constate en Loire-Atlantique, en Ille-et-Vilaine et en Île-de-France, région la plus jeune de France.

L'âge ne fait pas tout. Dans certaines régions, les prix sont aussi plus élevés qu'ailleurs. Les chercheurs de la Drees relaient une information méconnue : « Bien que le coût des prestations remboursables par l'Assurance maladie soit réglementé, leur assurant une grande homogénéité sur tout le territoire, une modulation géographique s'applique aux séjours hospitaliers, à la hausse dans certains départements. » Un « coefficient géographique » majorant le prix des séjours hospitaliers de 7 % dans les départements d'Île-de-France et de 11 % en Corse. L'écart est encore plus considérable dans les DOM : + 31 % à La Réunion, + 29 % en Guyane, + 27 % en Martinique et en Guadeloupe. Pour les soins de ville, les DOM sont à nouveau pénalisés : « Une consultation de médecin généraliste [y] coûte 29,60 euros contre 26,50 euros dans le reste de la France. Des coefficients de majoration s'appliquent aussi sur le prix des médicaments et des dispositifs médicaux, qui sont souvent compris entre 15 % et 35 %. »

Ces différences géographiques sont en grande partie atténuées par le remboursement de l'Assurance maladie. Les chercheurs de la Drees ont calculé que le reste à charge pour les patients « est en moyenne de 490 euros par an », avant remboursement par une complémentaire. Mais ils notent qu'existent à ce sujet aussi des écarts départementaux significatifs, ce reste à charge variant « de 230 euros en Guyane à 670 euros à Paris ». Dans le détail, on l'observe largement supérieur à la moyenne du pays en Île-de-France (+ 30 % pour Paris et les Hauts-de-Seine, + 16 % dans les Yvelines), en Provence-Alpes-Côte d'Azur (+ 21 % dans les Alpes maritimes, + 11 % dans le Var) et en Auvergne-Rhône-Alpes (+ 13 % dans le Rhône, + 12 % en Isère). Selon la Drees, « ces disparités s'expliquent moins par des structures démographiques différentes que par des dépassements d'honoraires élevés dans certains départements ». De fait, beaucoup de spécialistes recourant à cette pratique exercent à Paris, dans les Hauts-de-Seine, dans la région lyonnaise, ou sur la Côte d'Azur. Parallèlement, la population, ayant des revenus plutôt élevés dans ces régions, peut facilement dépenser plus d'argent pour sa santé.

Ces importants écarts de tarifs pour un même acte font tiquer... jusqu'aux mutuelles. « Nous alertons régulièrement sur les disparités de tarifs sur le territoire », explique Séverine Salgado, Directrice générale de la Mutualité Française. Ainsi, « les prix moyens de la chirurgie de la cataracte en clinique privée varient de 232 euros dans les Ardennes à 671 euros à Paris, soit près de trois fois plus ». D'autres exemples sont tout aussi parlants : « Les prix moyens facturés pour une coloscopie en clinique privée varient de 118 euros dans l'Ariège à 273 euros dans le Rhône, soit 2,3 fois plus »[1].

1. Delphine Salgado, entretien avec l'auteur, 23 novembre 2022.

Cela s'explique notamment par des dépassements d'honoraires. Ainsi, selon les données de la Mutualité française (Observatoire-Place de la Santé, octobre 2019), « le prix moyen d'un verre unifocal est de 45 euros en Ariège et de 112 euros à Paris, soit plus du double. Le prix moyen d'une prothèse dentaire, au plus bas dans le Cantal (376 euros), atteint son maximum dans les Yvelines (544 euros). Le prix moyen d'une audioprothèse est minimal en Mayenne (1 118 euros) et maximal en Haute-Saône (1 726 euros) ». Les écarts sont parfois tellement élevés... que le patient a intérêt à comparer les prix, voire à parcourir quelques dizaines de kilomètres pour aller faire faire ses lunettes ou ses audioprothèses dans un département voisin.

Même dans la capitale, si richement dotée en médecins, on n'est sûr de rien. Pareil à Lyon, Marseille, Lille, Bordeaux, Strasbourg, Toulouse, Nantes... Au cours de l'hiver 2022-2023, marqué par trois épidémies concomitantes – fin du Covid, grippe, bronchiolite –, le « système » s'est retrouvé au bord de la catastrophe. Le Dr Serge Smadja, président de SOS Médecins Paris, l'a constaté. « Nous étions très souvent débordés. Avec un nombre d'appels record pour des interventions, sans pouvoir toutes les honorer. Nous avons essayé de faire le maximum, mais dans la limite de nos moyens[1]. »

1. Dr Serge Smadja, entretien avec l'auteur, 15 février 2023.

En réalité, trop de médecins généralistes en cabinet de ville prennent leurs congés en même temps, sans se concerter, déléguant le suivi de la permanence des soins aux urgences ou à SOS Médecins, dès lors débordés. Un problème qui se pose le reste de l'année tant il est désormais très difficile de trouver des médecins acceptant de se déplacer à domicile en dehors de SOS Médecins. Un chiffre permet de prendre la mesure de ce phénomène incroyable : au cours des années 1980, la visite à domicile représentait plus du tiers des actes des médecins, la proportion aujourd'hui s'est totalement écroulée puisqu'en 2019, c'est moins d'un acte sur dix ! Précisément 8 % , contre 38 %, selon le rapport annuel de la Cour des comptes de mars 2023. En d'autres termes, à de rares exceptions, le « docteur » ne sort quasiment plus de son cabinet. Selon un médecin, la raison tient à « la faiblesse du prix de la consultation à domicile, qui n'a pas été revalorisée depuis longtemps. Elle décourage les confrères ».

*

J'en sais quelque chose. Un jour, notre fils Lucien développait de simples symptômes de virus de l'hiver, mais nous aurions souhaité trouver un médecin capable de l'ausculter et de nous assurer que ce n'était pas grave. Une nécessité vu son tableau médical. Mais soit les numéros de SOS Médecins sonnaient dans le vide, soit les opérateurs nous proposaient de nous déplacer, ce qui n'était pas compatible avec son état de santé. Heureusement, une de nos connaissances, médecin, a accepté de faire une téléconsultation improvisée. Nous avons donné à Lucien du Doliprane et fait en sorte qu'il prenne son médicament contre l'épilepsie. Le système D.

Nous sommes ensuite partis à la campagne, à quatre-vingts kilomètres au sud de Paris. Mais, un peu avant Noël, notre fils a fait, le même jour, deux crises d'épilepsie, probablement dues au virus hivernal. Un épisode très difficile pour lui comme pour nous, sa maman Sophie, son frère Mattéo – très aidant et calme, comme souvent – et moi. Nous avons pu joindre l'équipe médicale qui le suit à l'hôpital Saint-Joseph, qui s'est montrée de bon conseil, notamment sur sa prise en charge, actuelle et à venir. Lucien s'est bien remis. Quelques jours plus tard, il a pu consulter son médecin traitant à Paris, en cabinet.

Malgré tout, de cet épisode, il me reste un goût amer : pourquoi n'était-il pas possible, les jours précédents, qu'un généraliste vienne examiner notre fils handicapé à la maison, à Paris ? Où étaient-ils ? Pour quelle raison n'y avait-il a priori aucune autre solution que d'appeler le 15 ? Comment cela peut-il se produire dans un pays moderne ?

Au cours de cet hiver, j'ai moi aussi senti que le système de santé ne tenait qu'à un fil et que, d'une certaine façon, il faudrait « de la chance » pour s'en sortir.

*

Comment, finalement, lutter contre ces déserts médicaux... qui gagnent même les grandes villes ? La réponse tient en un mot : la régulation. Un terme qui revient sans cesse dans les déclarations des pouvoirs publics et des syndicats de médecins... mais n'aboutit jamais. Il faudrait « réguler » la médecine de ville, autrement dit arriver à imposer des règles afin que ceux qui l'incarnent s'installent là où la population en a besoin. Comprenez : dans les petites villes, les campagnes... et pas seulement les grandes cités.

Soit. Mais les médecins libéraux n'en veulent pas. Un observateur avisé du monde de la santé, et notamment des hôpitaux, fait ce constat : « En réalité, en France, depuis les ordonnances Juppé sur la santé de 1995 qui voulaient bousculer le système et imposer des contraintes aux libéraux, le pouvoir recule. Il a été traumatisé par les énormes protestations de ces professions, très influentes dans l'électorat de droite, mais aussi de gauche. Alors consigne est donnée, depuis, de mener des semblants de politique de santé qui ne gêneront pas le monde des médecins ni n'écorneront leurs privilèges, en particulier la liberté d'installation. » Conséquence, il ne se passe rien... mais il ne faut pas que ça se sache. Pendant l'année 2023, s'est poursuivi ce jeu de dupes. La proposition de loi Rist, portée par cette députée macroniste du Loiret qui voulait dans un premier temps contraindre tous les médecins à participer à la permanence des soins, a été réécrite au Sénat. Et le texte adopté en commission mixte paritaire s'avère beaucoup moins contraignant, la permanence des soins se faisant finalement sur la base du volontariat des praticiens. Il était prévu aussi dans le texte initial que les infirmières en pratique avancée[1] puissent être consultées directement par les patients, sans passer par les médecins, dans de vastes territoires, afin de faciliter l'accès aux soins pour les patients des zones sous-denses en offre médicale. Cette disposition a été vidée de sa substance.

Stéphanie Rist, que j'ai interviewée pour *Le Généraliste*[2], me dit de façon très directe que « ces points étaient des irritants » pour les médecins, et qu'elle-même s'affichait en « défenseure des médecins libéraux »... alors qu'elle les avait beaucoup critiqués. Pourquoi ? Parce qu'elle a été la cible de pressions directes et d'attaques de certains médecins sur les réseaux sociaux ? Le propos ne manqua pas de faire réagir en tout cas. Le Dr Jean-Paul Hamon, président d'honneur de la Fédération des médecins de France, commenta ainsi sur Twitter l'expression, à la suite de la parution de l'article : « En défenseur(e) ? Quel culot ! Le sort de @Tmesnier la guette. On aura de la mémoire et la même méthode pour @ fredvalletoux et @auroreberge. » Ne se cachant pas

1. Les infirmiers en pratique avancée ont deux années de formation universitaire en plus, avec un grade de master. Ils suivent les dossiers médicaux des patients et peuvent prescrire en coordination avec le médecin.

2. Stéphanie Rist, « Je ne suis pas en guerre contre les médecins », *Le Généraliste hebdo*, 17 avril 2023.

de mener un combat électoral, il a appelé les électeurs à la battre aux prochaines élections. Contacté, le Dr Hamon « maintient ses propos » et les justifie au motif que « nos élus ignorent l'état du système de santé[1] ».

Le Dr Hamon visait aussi, dans son tweet, Thomas Mesnier, député du parti Horizons d'Édouard Philippe, auteur d'une proposition de loi visant à « mieux réguler » la médecine qui, finalement, n'est jamais passée. Un élu battu d'une courte tête, contre toute attente, fin janvier 2023, par un député Nupes, lors d'une législative partielle en Charente. Lien de cause à effet ? Toujours est-il que Thomas Mesnier était, en 2019, rapporteur général du projet de loi « Ma santé 2022 » dans lequel il défendait la nécessité du partage de tâches entre professionnels de santé. Il avait même déposé un amendement permettant aux pharmaciens de délivrer certains traitements. La proposition de l'ancien référent santé du parti macroniste, LREM, lui avait valu une levée de boucliers d'une partie des syndicats de médecins. Déjà. Comment avoir envie de réformer, dans un tel contexte ?

Quant à Frédéric Valletoux, épinglé dans le même tweet, lui, il est clairement « pro-hôpitaux ». Ancien président de la Fédération des hôpitaux de France, cet élu, député de Seine-et-Marne sous l'étiquette du parti d'Édouard Philippe et ex-maire de Fontainebleau, souhaite que les « médecins des

1. Entretien avec l'auteur le 19 juillet 2023.

cliniques participent davantage à la permanence des soins » pour mieux aider leurs collègues hospitaliers. Il a d'ailleurs, au printemps 2023, déposé à cet effet une proposition de loi[1]. Si, initialement, il avait été question d'obliger les médecins à s'installer dans un désert médical, le texte final n'aborde plus le sujet. « Je ne me trompe pas de combat. La réalité, c'est que l'on manque globalement de médecins. On doit faire en sorte d'améliorer le système, mais sans tout chambouler », déclare-t-il désormais. Un excès de prudence face aux défenseurs du *statu quo* devant lesquels il ne faut pas agiter le chiffon rouge ? On pourrait le croire. Mais, pendant que rien ne change, les Français passent de plus en plus de temps à essayer de trouver un médecin disponible.

1. Frédéric Valletoux, « Les médecins des cliniques devront faire plus de gardes », *Le Point*, 6 juin 2023.

7

La radiologie sous la coupe des financiers

Est-ce cela, la médecine de demain ? Des plateformes téléphoniques où personne ne répond quand on veut un rendez-vous en radiologie ? Des fonds d'investissement qui prennent le contrôle de cabinets de radiologie, en ville ou à l'hôpital, dans le seul but de leur faire cracher du fric ? Pas très rassurant.

Le Dr Georges Picherot est réputé dans le département de Loire-Atlantique. Et pour cause : il a passé quarante ans de sa vie à soigner les enfants dans le service de pédiatrie du CHU de Nantes, dont il était chef. Autant dire que son avis de médecin compte, aujourd'hui, même en tant qu'usager. Eh bien, il ne décolère pas lorsqu'il s'agit d'évoquer l'évolution du secteur de la radiologie dans son département, devenu selon lui « impersonnel » et « ubuesque ». La raison ? Sa financiarisation galopante, dont lui-même a fait les frais au point d'en être encore interloqué.

« Il y a quelques semaines, j'ai eu besoin d'aller passer une échographie de l'épaule, raconte-t-il.

J'ai essayé de téléphoner au moins une dizaine de fois dans le nouveau centre de radiologie qui a ouvert récemment, sans succès. Alors j'ai fini par me déplacer. Devant moi, il y avait une personne qui boitait et n'avait pu joindre quiconque non plus. Nous espérions donc obtenir un rendez-vous en discutant de vive voix. Impossible, on nous a expliqué qu'il fallait impérativement passer par la plateforme téléphonique[1]. » À en croire Georges Picherot, cette situation se répand dans le pays. « De nombreuses personnes de ma connaissance ont été confrontées au même problème. Ils sont très difficiles à joindre. C'est un gros souci car ce cabinet de radiologie regroupe différents professionnels et il n'y en a pas vraiment d'autres joignables pour notre bassin de population qui compte plus de 200 000 personnes. »

Cette déshumanisation n'est pas isolée. De plus en plus de cabinets de radiologie sont rachetés par des structures qui opèrent des restructurations pour accroître leur rentabilité. Avec, parfois, des conséquences pour les malades, qui ont du mal à s'y retrouver, et pour les médecins extérieurs au cabinet, perdus eux aussi. « La financiarisation du secteur est à l'œuvre. Dans un deuxième temps, cela se traduira par une hausse des prix quand les investisseurs voudront dégager des marges encore plus importantes[2] », pronostique Frédéric Bizard,

1. Dr Georges Picherot, entretien avec l'auteur, 5 avril 2023.
2. Frédéric Bizard, entretien avec l'auteur, 17 mars 2023.

enseignant à Science Po et président de l'institut Santé, collectif qui réfléchit à l'avenir du système de santé.

Le cardiologue Simon Cattan, ancien président du Collège national des cardiologues des hôpitaux, ex-président de la communauté médicale d'établissement du groupement hospitalier interhôpitaux Le Raincy-Montfermeil, assiste lui aussi à ce type de dérives. Mais au sein même de l'hôpital !

Il déplore la mise en place d'un « plateau d'imagerie médicale mutualisée » (PIMM), associant des opérateurs privés et les équipes d'imagerie de l'hôpital public – à l'hôpital Robert-Ballanger d'Aulnay-sous-Bois (Seine-Saint-Denis) –, et son extension en cours à l'hôpital du Raincy-Montfermeil. « La direction conclut des accords avec une société d'imagerie privée. Mais cela fait clairement le jeu de celle-ci, qui récupère ainsi des patients pour son propre centre d'imagerie[1] », estime-t-il. Rien d'illégal, toutefois.

Carla Thibault, manipulatrice en radiologie et déléguée CGT, est du même avis : « On ne voit pas ce que le privé vient faire dans la radiologie de notre hôpital, si ce n'est gagner beaucoup d'argent. Une personne qui a dû passer un examen dans le service de radiologie d'Aulnay a été étonnée de recevoir une facture où il était mentionné qu'elle devait payer une partie de la somme à l'hôpital,

1. Dr Simon Cattan, entretien avec l'auteur, 3 avril 2023.

et une autre à la société privée. » À l'en croire, « la société d'imagerie en question s'étend de plus en plus en région parisienne, et augmente très fortement son chiffre d'affaires ».

Interrogée sur le sujet par *Le Parisien*, la direction de l'hôpital d'Aulnay explique juste que « cette mutualisation des plateaux d'imagerie médicale permet d'améliorer l'offre d'imagerie sur le territoire ». Beaucoup sont dubitatifs.

*

Ces PIMM ont été créés grâce à la loi de modernisation du système de santé de 2016. Pour leurs défenseurs, cela permet d'apporter de nouveaux moyens financiers à l'hôpital et d'attirer les compétences de radiologues mieux payés, eux qui ont tendance à éviter, voire fuir, le secteur hospitalier. En un mot, ce modèle vertueux pallierait l'insuffisance d'imagerie médicale dans certains territoires déshérités, comme la Seine-Saint-Denis, et donc rendrait service aux patients.

Ce type d'opération est par exemple en cours dans le groupement hospitalier de territoire (GHT) Grand Paris Nord-Est et sera par ailleurs, après Aulnay-sous-Bois évoqué plus haut, étendu aux hôpitaux de Montfermeil et de Montreuil.

En ce qui concerne ce dernier, le groupement de coopération sanitaire est composé du centre hospitalier intercommunal d'Aulnay-sous-Bois et du groupe IMPF (Imagerie médicale de la Plaine de

France). Voici comment la direction d'IMPF justifie sa démarche : « En l'espace de deux ans et demi, on a relancé l'activité du scanner externe qui était sous bâche depuis 18 mois et est désormais rentable avec 8 000 examens par an. Les équipes se sont alors rendu compte des possibilités de développer des projets intéressants[1]. » Le directeur concède que « cela n'a pas été simple, avec des blocages notamment pour la modification d'activité du scanner pour les patients hospitalisés et les urgences. On est dans une zone un peu floue de passage d'une structure complètement publique dans laquelle est venue s'installer une structure privée dont l'hôpital est aussi acteur à 50 % ».

Un point de vue absolument pas partagé par le Dr Simon Cattan. Selon lui « un groupe privé s'implante au sein même d'un hôpital, bénéficie de ses infrastructures, avec l'accord de la direction, et cela lui permet de récupérer des clients pour son propre bénéfice. Le patient ne sait pas où il est. Est-il dans le public ? dans le privé ? Ce n'est pas clair. Leur arrivée est l'illustration même de la financiarisation de la radiologie hospitalière. » Et de poursuivre : « L'argent manque, c'est ce que nous répète sans cesse la directrice, et c'est d'ailleurs sur cet argument qu'elle s'est appuyée pour s'associer au privé. Mais on rétribue généreusement une structure alors que dans le même temps, l'hôpital s'appauvrit. »

1. APM News, 10 mars 2023.

L'Académie de médecine, qui n'est pas réputée alarmiste, a alerté dans un communiqué musclé, titré : « Radiologie, la financiarisation de tous les dangers : prévenir les risques pour les radiologues et les patients[1]. »

Les sages de la médecine y soulignent que « les radiologues du secteur libéral, avec leurs plateaux techniques d'imagerie médicale, font actuellement l'objet de propositions massives d'acquisition par des investisseurs. Cela après que cliniques privées, Ehpad (établissements d'hébergement pour personnes âgées dépendantes), plateformes de biologie, et plus récemment, maisons médicales de soins primaires ont été largement acquis par des groupes financiers relevant de fonds d'investissement ». Ce qui inquiète les académiciens, ainsi que le prouve la suite de leur intervention : « Ces offres financières attractives masquent mal plusieurs risques pour les professionnels et les patients. » Dont le premier « tient à l'absence de transparence du montage de nombre de sociétés d'exercice libéral qui se portent acquéreurs des plateformes professionnelles ». Conséquence : lorsque les conseils départementaux de l'Ordre des médecins et les agences régionales de santé donnent leurs autorisations réglementaires, ils ne savent pas forcément qui se cache derrière les faux nez des repreneurs. Ennuyeux, quand on travaille sur des données aussi sensibles que l'imagerie médicale des Français.

1. Académie de médecine, « Radiologie, la financiarisation de tous les dangers », 27 juin 2022.

Les médecins de l'Académie alertent aussi sur le « risque d'orientation de l'activité vers des examens rentables, simples ». La plateforme privée d'imagerie préférera faire des dizaines d'actes *bankables* et rapides plutôt que de chercher à faire des examens plus lourds et plus longs, dénoncent les détracteurs de ces changements. Pas de doute : l'évolution de notre système de santé va bel et bien nous coûter « un bras », avec des prix qui montent, voire « les deux », si des examens complexes ne peuvent plus être faits !

Selon le Pr André Grimaldi, diabétologue, chef de service honoraire au CHU Pitié-Salpêtrière, « le privé choisit des segments pour investir et se positionner. C'est le cas du secteur de la radiologie et des centres de santé. Ces structures redressent la barre et veulent que ce soit rentable. Ce n'est pas un problème en soi, mais cela peut le devenir en cas d'excès ». Le médecin va plus loin en dénonçant le risque d'entente. « Un groupe privé peut avoir intérêt à racheter un centre de santé, avec le but non avoué de rediriger par la suite certains des patients de ce centre vers la clinique qui lui appartient, à quelques kilomètres, redoute-t-il. Ces établissements se constitueront ainsi une nouvelle base de clientèle à laquelle on pourra proposer des opérations hautement rentables, comme la chirurgie de la cataracte ou la pose de prothèses de hanche. » Et de craindre une « ubérisation » de la médecine.

*

Mais tout n'est pas aussi sombre, heureusement. Le secteur privé a prouvé aussi qu'il pouvait être innovant, et disposait d'atouts. Il réussit parfois à attirer une partie des meilleurs spécialistes dans tel ou tel domaine, comme le montre le palmarès des médecins experts[1] du *Point*, qui a classé les médecins en fonction notamment de leurs publications scientifiques. La première place dans la spécialité « Orthopédie » est ainsi occupée par un médecin du privé. « J'ai été étonné de constater que, dans certaines disciplines, l'on retrouvait maintenant de hautes performances dans le domaine scientifique de la part de médecins qui exercent dans le privé. Certains font de la recherche, et les établissements à but lucratif se sont organisés pour les aider à publier[2] », commente le journaliste François Malye. Une tendance qui pourrait s'accélérer au cours des prochaines années.

---

1. Gwendoline Dos Santos, François Malye, Caroline Tourbe, « Le palmarès des médecins experts », *Le Point*, 27 avril 2023.
2. François Malye, entretien avec l'auteur, 19 mai 2023.

8

En biologie, les tests valent de l'or

On a tous en tête les files d'attente interminables vues devant certains laboratoires d'analyses médicales pendant la crise sanitaire due au Covid. Nathalie, une biologiste parisienne, s'en souvient encore. Je la rencontre dans un restaurant de la capitale. « Pendant cette période de deux ans, c'était la folie. On bossait comme des dingues, que ce soit dans les labos de ville privés ou ceux à l'hôpital. La demande était permanente. » Le secteur de la biologie, qui avait déjà le vent en poupe, a alors véritablement explosé. Plus de 120 millions de tests RT-PCR ont été réalisés à partir de mai 2020, et les labos, d'habitude cantonnés à un rôle assez périphérique dans le système de santé, se sont retrouvés subitement au centre du jeu. Sans eux, rien ne pouvait fonctionner, puisque personne ne connaissait autrement son statut sérologique. La rentabilité du secteur est, dans la foulée, devenue telle qu'il s'est transformé en *cash machine*.

Les pouvoirs publics le disent eux-mêmes : « Dans un contexte de forte activité relative aux tests de dépistage Covid-19, le chiffre d'affaires des laboratoires a connu une croissance exponentielle, passant de 5,1 milliards d'euros en 2020 à 9,4 milliards en 2021, soit une hausse de 85 %[1] », écrit l'Assurance maladie. À ces résultats exceptionnels correspond un accompagnement très important par la Sécurité sociale, « avec 7,3 milliards d'euros remboursés depuis le début de l'épidémie pour les analyses en lien avec le Covid-19 ». Une somme énorme. Dans le même temps, les pouvoirs publics eux-mêmes ont constaté une financiarisation accrue du secteur. « Depuis 2016, la rentabilité des laboratoires de biologie médicale a crû constamment, avec une hausse de plus de 30 % entre 2016 et 2020 sous l'effet d'une concentration accrue », écrit encore l'Assurance maladie, parlant d'une croissance « concentrée autour de six grands groupes qui cumulent 61 % du chiffre d'affaires du secteur ». Un jackpot.

*

Pour répondre à la demande exponentielle, certains grands groupes de biologie ont fait l'acquisition de machines sophistiquées capables de réaliser rapidement des centaines de tests. Des engins et robots valant plus du million d'euros qui ont pu être

1. Assurance maladie, rapport « Charges et produits », 2023.

achetés parce que des investisseurs avisés, convaincus d'un lucratif marché en devenir, ont ouvert le robinet à fric. L'ennui – pour eux –, c'est que face à la forte progression des revenus des biologistes, qui coûtaient très cher en remboursements à la Sécurité sociale, celle-ci a décidé d'abaisser leurs tarifs. L'Assurance maladie a ainsi déclaré, à l'automne 2022, qu'elle visait 250 millions d'euros d'économies sur ce secteur.

Levée de boucliers immédiate des syndicats de biologistes, qui ont poussé de hauts cris et ont même appelé les labos à faire grève. Le 26 octobre 2022, sitôt les intentions du gouvernement exposées dans le projet de loi de financement de la Sécurité sociale (PLFSS), le président de l'Alliance pour la biologie médicale, Alain Le Meur, a dénoncé « un rabot aveugle » et déclaré : « Devant la surdité des pouvoirs publics, nous avons décidé de suspendre la transmission des données de dépistage sur la plateforme SI-Dep à partir du 27 octobre. Il n'y aura plus de suivi possible de l'épidémie de Covid-19. » Or l'outil permettait aux pouvoirs publics de connaître les chiffres de l'épidémie et, sans lui, ils seraient devenus aveugles. La menace proférée bénéficie d'une reprise médiatique d'envergure... alors que la manœuvre pose question, d'un point de vue éthique comme de santé publique. Comment peut-on concevoir qu'une profession puisse, au nom de ses intérêts privés, empêcher les Français de connaître l'évolution du Covid-19 ?

Le ministre des Comptes publics, Gabriel Attal à l'époque, a tenu bon en déclarant, devant les sénateurs, « assumer de demander des efforts aux laboratoires de biologie », justifiant la mesure par « une rentabilité déjà élevée avant la crise, et encore accrue par un surcroît de plus de 7 milliards de chiffre d'affaires liés aux tests depuis deux ans[1] ».

Après trois mois de négociations émaillées de grèves, et la reprise de la transmission des données des tests sur la plateforme gouvernementale, un accord a été trouvé en janvier 2023, que la profession a accepté de signer avec l'Assurance maladie. Celle-ci consent aux économies demandées à condition de pouvoir renégocier les tarifs sur la période 2024-2026. « Cela n'a pas été une partie de plaisir, ce fut même assez tendu avec les biologistes. Mais on a fini par arriver à une entente », glisse-t-on à l'Assurance maladie en évoquant ce conflit.

*

Les lobbys de la santé ont, de fait, nombre de moyens et relais d'opinion pour faire entendre leurs revendications. Syndicats hospitaliers, dirigeants d'établissement, syndicats de médecins, élus, entrepreneurs de la santé, laboratoires pharmaceutiques, mutuelles... beaucoup de monde, beaucoup d'emplois concernés, et beaucoup d'argent en jeu. La mauvaise efficience des dépenses de santé

1. « Les biologistes cessent la transmission des données des tests », *Le Monde*, 27 octobre 2022.

s'explique aussi par les diverses résistances qui se mettent en place. Puisqu'à propos des niches fiscales, on prétend que « devant chacune d'entre elles il y a un chien qui mord », ne pourrait-on dire la même chose des mille et une rentes et baronnies du secteur de la santé ?

9

La prothèse du genou, c'est 3 000 euros en liquide...

Qu'en termes délicats, ces choses-là sont dites. « Avec tact et mesure » est la formule employée par les instances médicales pour inciter leurs confrères à ne pas dépasser les bornes quand ils pratiquent des honoraires libres. Dans les faits, ce n'est pas toujours le cas, loin de là.

Michel, médecin retraité, et sa femme, retraitée elle aussi, ont failli tomber de leurs chaises lorsque, à l'occasion d'une consultation pour une opération du genou de Monique, le professeur de médecine assis en face d'eux leur a asséné la douloureuse : « Pour l'opération, mes honoraires, c'est 3 000 euros. Si vous pouvez payer en liquide, c'est mieux. » Tout de go. « On était stupéfaits. On a dit non, et on en a trouvé un autre, moins cher, et tout aussi compétent, explique Michel. J'étais d'autant plus surpris qu'il s'agit d'un ancien professeur de CHU qu'on m'avait recommandé et qui consultait dorénavant dans un établissement privé à Paris. On savait que ce n'était pas donné, et c'est bien normal, mais 3 000 euros de la main à la main... on se serait cru à Chicago dans les années 1930 ! »

Un cardiologue nous confie de son côté, sous le sceau de l'anonymat, « avoir été choqué lorsqu'un de ses confrères lui a réclamé 1 500 euros en dépassements d'honoraires », pour son opération de la carotide.

Sophie a, dans un autre registre, été tout aussi surprise du prix demandé par certains médecins. « Je voulais comprendre pourquoi j'avais des migraines à répétition et on m'avait conseillé un cardiologue. » Le thérapeute, qui exerce à Paris sur la butte Montmartre, « était sérieux : il m'a prescrit des examens de contrôle ». Sophie suit la recommandation et se rend à l'adresse indiquée... qui est celle de l'hôpital américain de Neuilly. D'emblée le luxe du décor la frappe. « J'avais l'impression d'être au festival de Cannes. Il y avait un tapis rouge, une hôtesse en tailleur et jupe noire, une sorte d'huissier en uniforme. Je ne me croyais pas dans un hôpital mais dans le hall d'un hôtel quatre étoiles. » Tout se passe bien en ce qui concerne les examens, réalisés de façon très sérieuse. Elle ressort donc rassurée sur sa santé. Mais la somme demandée la fait tiquer : 200 euros à sortir de sa poche, en dépassements d'honoraires. Avec, pour ce prix, des conclusions d'examen délivrées en quelques minutes dans le couloir jouxtant la salle d'attente à des patients qui font la queue. Tapis rouge à l'entrée peut-être, mais on pouvait s'attendre à un bureau garantissant la confidentialité des diagnostics par ailleurs ! « J'ai été agacée que le praticien n'annonce pas la couleur dès le début. Je ne savais pas que j'allais me retrouver dans ce type d'établissement clairement destiné aux riches. »

De fait, l'hôpital américain de Neuilly est une caricature d'établissement pour *rich and famous*. Fondé en 1906 par des membres de la communauté américaine de la capitale, il a été reconnu d'utilité publique en 1918 en raison de son rôle exceptionnel dans le premier conflit mondial. Mais depuis, il accueille surtout des patients très aisés et des stars. Les frais d'hôtellerie et d'hospitalisation peuvent atteindre des dizaines de milliers d'euros. Pour un accouchement facturé environ 3 000 euros dans le public et intégralement remboursé, il vous en coûtera ici 10 000 euros, en raison d'options onéreuses comme les suites ou junior suites, les services de coiffure, d'esthéticienne, ou les *room services* dignes effectivement d'un quatre-étoiles. Si, en juin 2021, après la crise du Covid qui avait fait fuir les riches patients étrangers, « l'Américain » avait choisi de « baisser ses tarifs de 15 % », le sacrifice ne dut pas être terrible puisqu'il avait de la marge : alors que la chambre individuelle coûtait 300 euros la nuit, le premier prix d'une suite était de 1 000 euros !

*

Ces exemples l'illustrent : l'un des gros problèmes de notre système ne serait-il pas les honoraires disproportionnés de certains praticiens qui font peu à peu exploser le système ?

« Les écarts de revenus entre soignants sont énormes. Et cela se creuse de plus en plus. C'est un vrai problème[1] », confie Gilles Johanet, ancien directeur de l'Assurance maladie.

Mais au fait, combien gagnent les médecins ? La réponse varie beaucoup d'un praticien à l'autre. « Le revenu moyen annuel d'un médecin libéral est de 120 000 euros » (soit environ six fois plus que celui des Français, qui est de 22 000 euros) calcule la direction des études et statistiques du ministère de la Santé dans un travail de référence paru sur le sujet[2]. Rapport le plus complet sur le sujet. Les experts ont compilé de nombreuses sources disponibles, obtenues auprès de l'Assurance maladie et de la Direction générale des finances publiques, pour arriver à dresser un tableau exhaustif des revenus de l'ensemble des médecins libéraux, qu'ils soient généralistes (appelés aussi omnipraticiens) ou exercent l'une des autres spécialités.

Dans le détail, qu'apprend-on ? Que « les revenus des omnipraticiens sont de 92 000 euros par an, nettement inférieurs à ceux des autres spécialités, qui s'établissent en moyenne à 152 000 euros par an »,

1. Gilles Johanet, entretien avec l'auteur, 11 janvier 2023.
2. Christophe Dixte, Noémie Vergier, Drees, *Études et résultats*, mars 2022.

écrit la Drees. Et que la progression des revenus des spécialistes augmente plus que celle des généralistes, de 2,2 % par an entre 2014 et 2017, contre 1,7 %.

Surtout, cette étude montre l'existence de spécialistes aux revenus tout à fait colossaux. Ainsi, tout en haut de l'échelle, apparaissent les radiothérapeutes, qui gagnent 416 530 euros par an ! Soit 35 000 euros net par mois. Ces praticiens – qui mettent en place les protocoles de radiothérapie dans les traitements des cancers et ont des responsabilités très élevées et un haut niveau de technicité – sont seulement 362 en France. On retrouve d'ailleurs de très hauts revenus dans d'autres spécialités en lien avec la cancérologie : les 4 995 radiologues – qui analysent les images des scanners et des IRM des patients, et prescrivent les traitements – touchent en moyenne 216 340 euros de revenus par an. Des sommes possibles grâce à la multiplication des actes techniques, eux-mêmes très valorisés par les tarifs de l'Assurance maladie. Quant à la progression de l'incidence des cancers, elle multiplie, de fait, le recours à ces pratiques onéreuses. Et accroît les revenus de ceux qui les maîtrisent.

D'autres spécialités techniques sont porteuses. Les chirurgiens voient leurs gains progresser sur la période de 6 %, pour un revenu moyen annuel de 172 200 euros. De même que les anesthésistes-réanimateurs, aux rentrées bien plus importantes, de 203 500 euros par an. Mais après tout, il n'est pas choquant que des gens qui sauvent des vies soient très bien payés. « Sans nous, le patient ne peut pas être opéré. Notre savoir est très précieux. Et notre responsabilité, majeure. Nous avons beaucoup de risques à affronter, et le métier est très stressant », confie l'un d'entre eux. Arguments tout à fait recevables !

Mais ailleurs ? Les ophtalmologues, par exemple, gagnent 192 100 euros par an. Le danger est moindre mais la vue rapporte gros. Avec le vieillissement de la population, les clients défilent, et la tendance s'accentue. « Parmi les spécialités médicales, ce sont les honoraires moyens des ophtalmologistes qui augmentent le plus (+ 5,5 % entre 2020 et 2021) suivis de ceux des anesthésistes (3,7 %), des stomatologues (3,6 %) et des gynéco-obstétriciens (3,5 %) », écrit l'Assurance maladie dans son rapport « Charges et produits » de juillet 2022.

D'autant que les dépenses pour la chirurgie de la cataracte ont explosé. Ce qui pose question. Cette opération, maintenant la plus pratiquée en France avec 800 000 interventions par an, rapporte énormément d'argent à la profession. Or, la base de remboursement de l'acte est de 251 euros, en très légère diminution par rapport au montant précédent – de 271 euros.

« C'est vrai que l'on peut s'interroger sur l'évolution de cette pratique et les enseignements à en tirer. Il y a eu une véritable industrialisation de la chirurgie de la cataracte. Cet acte, qui exigeait auparavant une heure et demie, prend maintenant dix minutes.

Il faut en tenir compte[1] », estime le Dr Patrick Gasser, président du syndicat Avenir Spé qui représente les spécialistes. Ne faudrait-il donc pas encore diminuer la cote de cet acte, c'est-à-dire la valeur financière que l'Assurance maladie lui attribue, comme à tous les actes, ce qui en détermine le prix ?

Ses confrères ophtalmos ne l'entendent pas de cette oreille, et avancent leurs arguments : « Nous avons déjà réalisé des efforts pour baisser nos coûts, et nos tarifs ont diminué », estime le Dr Thierry Bour, président du Syndicat national des ophtalmologues. Quant aux pouvoirs publics, ils ne semblent pas très pressés de décider de nouvelles baisses de remboursement de l'opération de la cataracte, mesures peu populaires auprès des patients âgés – très nombreux à se rendre aux urnes. Un cercle vicieux.

À l'inverse, des spécialités « comme les pédiatres et les psychiatres » voient leurs revenus diminuer, constate la Drees. Et ils sont les seuls : 78 900 euros pour les praticiens qui s'occupent des enfants, 80 300 euros pour les thérapeutes de nos tourments psychiques... Cela dit, il y a de grandes disparités de revenus entre psychiatres, et certains, en honoraires libres, gagnent des fortunes.

Selon le Dr Patrick Gasser, « les écarts de rémunération s'expliquent par la façon dont sont cotés les actes ». Historiquement, la médecine s'est focalisée

1. Dr Patrick Gasser, entretien avec l'auteur, 22 avril 2023.

sur l'acte technique, qui est beaucoup mieux rémunéré que la consultation purement « intellectuelle », dans le cas par exemple du généraliste ou du psy. Les spécialités qui pratiquent beaucoup d'actes techniques, comme la cancérologie, l'imagerie médicale ou la cardiologie, sont donc mieux remboursées.

Officieusement, tout le monde plaide pour une correction. Modérer un peu les revenus des radiologues, vraiment ? « Rien n'est impossible... » avance prudemment Patrick Gasser, sans se prononcer plus clairement ni demander haut et fort des diminutions... Et pour cause, les « négos » sont renvoyées à la prochaine convention médicale des tarifs des spécialistes. En réalité, on marche sur des œufs. « Il faut faire de la dentelle... avance-t-il, arriver à corriger cela, à valoriser davantage l'acte intellectuel, en rémunérant mieux les consultations longues. » Tout en incitant à la prudence : « Rappelez-vous que les chirurgiens avaient menacé de quitter la France si on n'augmentait pas leurs tarifs. Cela peut se reproduire... » On comprend mieux la difficulté de ce genre de négociation.

*

Dans les faits, l'évolution actuelle du système aggrave les inégalités au lieu de les corriger.

Les honoraires cumulés des radiologues sont au plus haut, avec 3 milliards d'euros, ceux des chirurgiens atteignent 2,5 milliards et ceux des ophtalmologues, 2,1 milliards, selon le comité d'alerte sur les évolutions des dépenses d'Assurance maladie et son avis d'avril 2023 sur l'évolution de l'objectif national des dépenses d'assurance maladie (Ondam). Les revenus des radiothérapeutes ne cessent d'augmenter, atteignant 517 600 euros par an. Comme quoi c'est toujours le jackpot pour certaines spécialités techniques.

« Le combat pour l'équité entre les spécialités est un combat qui n'est pas encore gagné », euphémise le syndicat MG France. Les médecins spécialistes ont des honoraires de 17,5 milliards d'euros. Leurs collègues généralistes, près de deux fois moins, à 9,9 milliards d'euros. Le rapport « Charges et produits » de l'Assurance maladie » pour 2023 le dit noir sur blanc : « Les médecins spécialistes et les chirurgiens-dentistes ont quasiment doublé leurs honoraires depuis 2000. »

Ce qui se voit sur les dépassements d'honoraires. « Le montant global est de 3,5 milliards d'euros », écrit l'Assurance maladie dans son rapport « Charges et produits ». Au lieu de payer 40 euros une consultation, vous déboursez 50, 60, 80, 90 euros, dont une grande partie de votre proche ; 3,5 milliards de dépassements d'honoraires, la preuve que cela va nous coûter cher... et nous le coûte même déjà.

Le Pr André Grimaldi, diabétologue à la Pitié-Salpêtrière, le confirme : « Certains dépassements d'honoraires sont exagérés. Les chambres individuelles à 500 euros la nuit dans des cliniques, c'est non. Et se voir poser trois stents inutiles, au seul prétexte qu'on peut les payer, c'est être mal soigné sous prétexte d'être riche. Est-ce que les stars sont en meilleure santé parce qu'elles se rendent dans un établissement où elles paient le prix fort ? Non. Certes, cela les rassure, mais à tort[1]. »

1. Pr André Grimaldi, entretien avec l'auteur, 12 février 2023.

10

Comment anticiper le vieillissement de la population ?

Ma mère, 83 ans, bon pied bon œil, me le dit sans détour : « Pour moi, petite vieille, c'est sûr : je vais chercher chez le médecin du réconfort et l'atténuation de mes douleurs. Ce n'est pas toujours efficace, il faut que j'y réfléchisse. » Bel acte de franchise, car c'est la réalité : la médecine est faite pour que l'on aille mieux, et si elle apporte du réconfort, c'est l'essentiel.

Marie-Noëlle sait de quoi elle parle. Elle a dû être hospitalisée en urgence à l'hôpital de Montereau (Seine-et-Marne) en juillet 2021, victime d'une pneumopathie aussi soudaine que violente. Le Samu, appelé en pleine nuit par sa sœur, a mis quelques heures avant de repartir avec ma mère. Sur place, dans notre maison de campagne située à une dizaine de kilomètres de Montereau, les urgentistes ont procédé à une batterie d'examens avant de décider s'il fallait la transporter tout de suite ou lui administrer un protocole qui lui permette de supporter le voyage en toute sécurité. Son cœur étant très fragilisé par la fulgurance de l'infection, son état avait été jugé fort sérieux dès leur arrivée et ils l'avaient conduite vers l'hôpital.

Mon frère Vincent, ma tante Françoise et moi-même, très inquiets, avons ensuite veillé sur elle dans le service de cardiologie. Elle s'en est finalement remise grâce au choix de la bonne antibiothérapie, administrée avec une grande perspicacité par un cardiologue algérien formidable. Même s'il nous a paru un peu bourru au début, il a sympathisé avec ma mère dès qu'elle a retrouvé la forme. Il faut dire qu'elle sait gagner la sympathie de celles et ceux qu'elle croise. Compte tenu de la fragilité de son état général – elle souffre d'un asthme chronique sévère – et de sa fatigue cardiaque, je suis très reconnaissant à ce médecin d'avoir permis à ma maman de se rétablir définitivement.

Oui, des médecins étrangers font tourner les « petits hôpitaux » en France, aux côtés de leurs collègues français. Et heureusement que les uns viennent en aide aux autres !

J'ai peu apprécié en revanche les propos d'une aide-soignante qui a dit à ma mère : « Mais, madame, le Covid, ça n'existe pas, c'est une invention. Pourtant vous devriez le savoir, vous, vous avez un iPhone, ça se sait... » Incroyable mais vrai ! On était dans un service de soins de suite, auprès de patients qui, pour certains, avaient vu leur pronostic vital engagé, et un membre du personnel hospitalier souscrivait aux thèses complotistes sans aucun respect du devoir de réserve.

Aujourd'hui, ma mère, magnanime, me dit : « Ce n'est pas le plus important, Marco. » Elle a raison. Mais je ne peux m'empêcher de m'interroger : est-ce qu'il y a toujours eu des membres du personnel affichant une telle défiance vis-à-vis du discours officiel ou est-ce une autre preuve que cette grande maison se fissure ?

Heureusement, *grosso modo*, l'hôpital tient. Et si le système tangue fort, il résiste. Ce dont sont heureux les patients. Ma tante Françoise, en bonne forme et vaillante, à 87 ans, raconte : « Une de mes amies, Yvonne, est en maison de repos à temps quasi complet, à la suite de lourds problèmes de santé. Elle est bien prise en charge. Heureusement qu'on a la chance d'avoir un système de santé aussi formidable ! »

*

Le Pr Pierre Carli, chef du Samu de Paris, explique ce qu'il est en train de se passer. « Pendant longtemps, la médecine consistait à soigner rapidement ce que nous appelons l'aigu, c'est-à-dire les moments critiques, la prise en charge des maladies quand elles empiraient, avec un risque vital pour le patient. À présent, de plus en plus souvent, le travail des médecins consiste à soigner sur le long cours des maladies chroniques, en adaptant les traitements. C'est une conséquence directe du vieillissement de la population grâce à l'amélioration des thérapeutiques. Il s'agit d'une révolution majeure, à laquelle il faudra impérativement continuer à s'adapter, car elle est devant nous[1]. »

Les médecins savent de mieux en mieux soigner les personnes atteintes de maladies chroniques, comme le diabète, certains cancers, ou les pathologies cardiovasculaires grâce à des médicaments innovants. Mais, par voie de conséquence, ces patients, âgés ou malades, deviennent de très forts consommateurs de soins, car ils y ont recours beaucoup plus longuement qu'auparavant. La « polypathologie du sujet âgé est le motif numéro un de consultation, en ville ou à l'hôpital », explique le Pr Carli.

Un chiffre dit tout du considérable vieillissement de la population française. En 2023, les 75 ans et plus étaient 6,5 millions. En 2070, ce chiffre aura doublé. Et moi aussi je vieillis ; je m'inclus donc dans ce groupe futur ; je ne fais ici aucun *silver bashing* ! Cette pression pèsera considérablement sur le système de santé.

La « révolution » est à porter au crédit de nos systèmes de soin, mais paradoxalement, elle est aussi, pour eux, une menace. « On peut dire que les systèmes de santé souffrent plus de leurs succès que de leurs échecs. Les vaccins, les médicaments, la chirurgie, l'hygiène, l'assainissement ont complè-

1. Pr Pierre Carli, entretien avec l'auteur, 5 février 2023.

tement changé la donne[1] », résume le sociologue Henry Mintzberg, spécialiste de l'organisation des systèmes de santé. Cette crise desdits systèmes est moins une question d'offre – la mauvaise répartition des médecins sur le territoire, la désorganisation des hôpitaux – que de demande. L'explosion du temps d'attente pour l'accès aux soins en témoigne.

La transformation est prodigieuse. Selon l'Institut national d'études démographiques (Ined), « la durée de vie moyenne a plus que triplé en France en deux siècles et demi, passant de 25 ans en 1740 à plus de 80 ans aujourd'hui ». Et l'Ined de poursuivre : « À partir des années 1950, [sa] progression est de moins en moins liée à la chute de la mortalité infantile, qui atteint désormais des niveaux très bas. Elle provient dorénavant d'une diminution des risques de décès dans les autres tranches d'âge, particulièrement chez les personnes âgées qui bénéficient des succès de la lutte contre les maladies cardiovasculaires et les cancers[2]. »

Cette *silver revolution* a forcément des conséquences majeures sur les coûts de notre système de santé. « Les facteurs démographiques contribuent à la moitié de la hausse des dépenses de santé de 2011 à 2015 », écrit la Direction de la statistique. Qui ajoute, de façon très claire : « Le vieillissement

1. Henry Mintzberg, entretien pour la revue *Books*, n° 122, novembre-décembre 2022.

2. Ined, « Évolution démographique récente de la France », 27 mai 2021.

de la population entraîne une hausse des dépenses de santé liée aux affections de longue durée[1]. » La Mutualité française confirme le phénomène. « Les remboursements totaux des mutuelles passent de 200 euros par an, avant l'âge de 10 ans, à 860 euros pour les 70 ans et plus[2] », explique Séverine Salgado, sa directrice générale. Les pouvoirs publics doivent vraiment trouver des solutions pour mieux financer la dépendance au cours des prochaines décennies.

1. Drees, « Vieillissement, dépenses de santé et reste à charge », 30 novembre 2018.

2. Delphine Salgado, entretien avec l'auteur, 23 novembre 2022.

11

Des pistes ? Plus de places aux infirmiers et aux pharmaciens

Le constat est assez unanimement partagé. Le système est grippé, les médecins, épuisés... Alors que faire ? L'une des solutions serait de leur donner plus de temps médical. N'arrivant plus à consacrer suffisamment de temps à leurs patients, les médecins se sentent débordés, voire condamnés à faire de l'« abattage » à coups de consultations ne dépassant pas dix minutes. Selon nombre d'entre eux, la paperasse administrative à remplir pour l'Assurance maladie est trop chronophage. Sans parler des certificats de non-contre-indication au sport pour les enfants, du renouvellement des ordonnances, des vaccinations. Alors, avoir plus de disponibilités pour s'occuper des patients atteints de maladies chroniques – maladies cardiovasculaires, du vieillissement, diabète, cancers – qui sont le cœur de la patientèle leur paraît essentiel.

*

D'autres professionnels de santé ne demandent, eux, qu'à jouer un rôle plus important. À commencer par les 70 000 pharmaciens, très implantés sur le territoire dans leurs 20 000 officines à croix verte. On ne trouve pas dans cette profession de « désert médical », ou en tout cas de manière moins criante que pour les médecins. De fait, il est impossible d'ouvrir une pharmacie n'importe où. À la différence des professions médicales gouvernées par le principe de la liberté d'installation, les pharmacies d'officine ne peuvent ouvrir que si elles bénéficient d'une autorisation délivrée par le directeur de l'ARS. Celui-ci consulte au préalable l'Ordre et les syndicats de pharmaciens. Des règles très précises sont fixées, liées à la démographie. « L'ouverture d'une officine supplémentaire ne peut être autorisée que par tranche supplémentaire de 4 500 habitants dans une commune[1] », précise la loi. Cela signifie que les installations nouvelles se font surtout dans les zones franches urbaines, les quartiers dits « politiques de la ville », ou les zones de revitalisation rurale, et non dans les centres-villes où se concentre déjà beaucoup de concurrence. Une pharmacie ne peut pas non plus s'installer dans une commune de moins de 2 500 habitants.

On le voit, l'activité est extrêmement régulée. Pour des raisons qualitatives. Ainsi, pas question non plus de regrouper plusieurs officines sans se

1. « Le régime d'implantation des pharmacies réformé par ordonnances », Lefebvre Dalloz, janvier 2018.

concerter avec les autorités. « Les transferts ou regroupements [...] ne doivent pas compromettre l'approvisionnement nécessaire de la population résidente en médicaments », précise l'Ordre des pharmaciens. De quoi éviter le phénomène de « déserts pharmaceutiques » et offrir aussi des possibilités de revenus confortables aux pharmaciens, qui ne sont dès lors pas soumis à une concurrence débridée. Ainsi, l'ARS peut imposer une distance minimale entre deux pharmacies. Même si, dans les faits, les « petites » pharmacies souffrent de la concurrence des plus « grosses » qui ont les moyens de pratiquer des politiques commerciales plus agressives sur la parapharmacie.

La pharmacie détient le monopole de la délivrance des médicaments. Je parle ici des médicaments vendus sur ordonnance, sachant que les traitements en automédication peuvent être achetés en grande surface et que les officines ont aussi développé d'abondants rayons de parapharmacie – pour les produits d'hygiène et de beauté, les laits infantiles, etc. – qui dégagent d'importantes marges. Tout va-t-il pour le mieux dans le meilleur des mondes ? Non, car l'exclusivité de la distribution de médicaments est contestée depuis des dizaines d'années par la grande distribution. Notamment par les centres Leclerc qui ont longtemps mis en avant, au contraire, la libre concurrence et les droits des consommateurs, contre le monopole des pharmacies, et lorgné ce très lucratif segment de consommation, conscients que la santé est la première préoccupation des Français. Michel-Édouard Leclerc en a fait une arme médiatique dans sa volonté de mettre en valeur le combat de son enseigne en faveur des droits des consommateurs. Qui a atteint certaines cibles. Ainsi la vitamine C a été autorisée à la vente en grande et moyenne surfaces en 2001, après une bataille judiciaire de dix ans. Depuis, la réglementation s'est encore assouplie, sans toutefois remettre en cause le monopole des médicaments. Reste que les laits infantiles ont été autorisés à la vente en grande surface, de même que les tests de grossesse et, plus récemment, lors de la pandémie de Covid, les masques et les autotests.

En vérité, il serait réducteur d'imaginer la grande distribution comme une vraie menace pour les pharmaciens : leur cœur de métier est en fait très différent. L'alimentation pour l'un, la santé pour l'autre. « Il ne s'agit pas vraiment d'une concurrence frontale, note le magazine *LSA*. Pour l'hygiène et la beauté, les consommateurs mixent les circuits. Le plus gros de leurs achats s'effectue en grande et moyenne surfaces, mais dès qu'ils ont une demande un peu atypique, ils vont en pharmacie[1]. » Et la revue professionnelle d'ajouter que les pharmacies copient en retour la grande distribution « avec des concepts *retail* innovants et des identités visuelles fortes ». Et qu'elles ont obtenu d'autres avantages de leur côté.

---

1. Mirabelle Belloir, « Grande distribution *vs* pharmacies, une guerre qui n'en finit pas », *LSA*, 16 février 2022.

Le ministère de la Santé leur a par exemple donné, au cours des dernières années, le droit de procéder à des vaccinations. Les pharmaciens sont maintenant habilités à faire 14 vaccins, dont le Covid, la grippe et le DT Polio[1]. Un renfort très utile, notamment pendant la crise sanitaire du Covid quand les dépistages du coronavirus ont aussi pu être réalisés en officine – on s'en souvient –, souvent par des étudiants en faculté de pharmacie ou des élèves infirmiers.

Moi-même, pendant la crise du Covid, j'ai redécouvert ma pharmacie de quartier – pourtant déjà très présente dans nos vies puisqu'elle assure le réassort en Micropakine de Lucien, merci à elle ! Pourquoi ? Parce que je l'ai regardée autrement. Elle n'est pas seulement une « boutique » de délivrance de produits de santé, très sérieuse, mais désormais un véritable acteur du système de soins grâce à ces autorisations de pratiques nouvelles. « Cette période a été assez compliquée mais on a l'impression d'avoir tenu bon et d'être utile », me confie, avec raison, ma pharmacienne.

Une extension de la vaccination aux pharmaciens a été combattue en son temps par certains syndicats de médecins libéraux, qui estimaient que c'était pour eux un manque à gagner... L'argent, l'argent... encore et toujours.

*

1. Ameli, Assurance maladie, « Le pharmacien peut désormais administrer les vaccins et rappels de vaccins prescrits », novembre 2022.

Dans le même ordre d'idée, donner davantage de places aux infirmières dans le parcours de soins relève du même bon sens. Créé à l'initiative de la ministre socialiste Marisol Touraine, en 2016, le diplôme d'infirmier en pratique avancée est un réel progrès.

« Notre fils Lucien est suivi à l'hôpital Saint-Joseph à Paris pour son épilepsie. Mais c'est une IPA qui le suit, nous donne régulièrement des rendez-vous, fait le point sur sa pathologie, son environnement, son traitement. Et cela se passe très bien, explique ma femme Sophie. Quand, parfois, nous avons besoin d'une consultation plus approfondie, elle est alors faite par le médecin neurologue de l'hôpital qui suit Lucien. Il a une connaissance plus poussée de la pathologie, et des traitements. Cette approche complémentaire est vraiment une bonne solution pour nous. »

Notre cas n'étant pas isolé, le nombre croissant d'infirmiers spécialisés relève d'une perspective encourageante. Mais, hélas, elle n'est pas bien vue par tous. Je me rappelle avec effarement de la phrase méprisante proférée dans une émission par le Dr Julien Sibour, l'un des porte-parole de l'association Médecins pour demain : « N'importe quel troufion avec trois mois de formation pourra renouveler les ordonnances d'un patient[1]. » L'Ordre des infirmiers l'avait taclé en lançant sur Twitter le hashtag « #InfirmiersPasTroufions »,

1. Dr Julien Sibour, France Info, 17 janvier 2023.

mais la phrase trahissait les combats de tranchée en cours.

Pour autant, soyons lucides, la montée en puissance des infirmiers et des pharmaciens ne changera pas tout.

12

La bonne idée des maisons de santé

Et si les professions de santé travaillaient ensemble, sous un même toit ? Cette évidence n'est pas toujours une réalité dans un pays où la médecine libérale s'est plutôt développée dans des cabinets médicaux avec un praticien travaillant seul. L'image d'Épinal du médecin de campagne, partant, sacoche à bout de bras, faire sa tournée du matin au soir avec empathie et savoir, suscitant le respect des patients, est encore profondément ancrée dans les mémoires. Aujourd'hui, l'une des pistes susceptibles de faire face à la pénurie de médecins serait le développement des maisons de santé pluriprofessionnelles (MSP). Qui associent, dans une même équipe, des docteurs, des infirmières, des pharmaciens, des masseurs-kinésithérapeutes et autres professions médicales ou paramédicales, le tout avec la possibilité d'exercer en libéral. Ce mode d'exercice séduit d'autant plus de professionnels de santé que des MSP sont cofinancées par l'Assurance maladie et les collectivités territoriales.

Actuellement, 2 150 maisons de santé regroupent, en France, plus de 30 000 professionnels. « Ce n'est qu'un début », estime le Dr Pascal Gendry, président du syndicat Avenir des équipes coordonnées, qui développe ces maisons de santé pluriprofessionnelles. « Le mouvement va s'amplifier et on peut penser que, dans dix ans, une majorité de médecins généralistes exercera dans ces établissements[1]. » Plusieurs raisons expliquent la mutation en cours. « Les mentalités évoluent. Les jeunes professionnels plébiscitent la formule. Ils estiment normal de travailler en équipe, et ne veulent plus exercer de façon isolée », ajoute l'expert. Une étude de la Drees, réalisée entre janvier et avril 2022, le confirme : 24 % des moins de 50 ans exercent dans une MSP contre 12 % des 60 ans et plus.

*

Ce type d'organisation, apparu dans le Code de santé publique en 2007, incarne la médecine « coordonnée », c'est-à-dire organisée, en liaison étroite avec les pouvoirs publics, afin de répondre au mieux aux besoins de la carte territoriale.

Le démarrage a été un peu difficile. « Au départ, cela pouvait prendre quatre à cinq ans avant qu'un dossier soit finalisé. Aujourd'hui cela va beaucoup

1. « Quel avenir pour les MSP ? », *Le Généraliste hebdo*, 4 novembre 2022.

plus vite », constate le Dr Pascal Gendry. Tout naturellement, les MSP se sont surtout développées en zones rurales ou semi-rurales. « Dans ces territoires peu denses, il est plus facile de sensibiliser les élus et les pouvoirs publics et d'obtenir des appuis financiers. Mais on se rend compte qu'il existe maintenant aussi une demande de la population pour ce type de réponse médicale dans les agglomérations moyennes ou grandes. Voilà une vraie piste de développement. »

Pascal Chauvet, infirmier, exerce en Charente-Maritime sur le territoire de Saintonge, et fait partie des professionnels de santé qui ont choisi de travailler dans une MSP, où se retrouvent 15 autres professionnels dont 3 médecins, 5 infirmiers, 3 pharmaciens, une psychologue. « Le principal intérêt, nous confie-t-il, est de disposer de davantage de temps de concertation avec les équipes médicales et paramédicales, et de pouvoir ainsi mener des actions de prévention et de dépistage. On sait que c'est un axe de développement très important en France, sur lequel notre pays est en retard. Par exemple nous avons mené des actions de type “mieux manger, mieux bouger” auprès des écoliers du primaire et du secondaire, et d'autres, de sensibilisation auprès des jeunes pour qu'ils apprennent à réduire le temps passé devant leurs écrans. »

Pour accompagner leur essor, ces maisons de santé pluri-pro ont pu bénéficier du soutien des associations de patients, réunies dans le collectif France Assos Santé. Elles ont aussi rédigé un « Manifeste pour refonder les soins primaires » en novembre 2021, affichant pour slogan : « Passer de l'exercice solitaire à l'exercice solidaire. »

De leur côté, les pouvoirs publics donnent de nouveaux moyens financiers aux MSP. Par exemple, la dotation pour « l'embauche d'un infirmier en pratique avancée » peut aller, sur deux ans, jusqu'à 27 000 euros. Par ailleurs, un certain nombre de « points » – qui correspondent à un montant unitaire de 7 euros – leur sont attribués si elles s'engagent à assurer un suivi très complet de leur patientèle en prévention, notamment en ce qui concerne le diabète, l'insuffisance cardiaque ou l'obésité infantile.

Le président de la section généraliste-CSMF, le Dr Luc Duquesnel, travaille lui-même dans une structure de ce type. « Je suis cogérant du pôle santé libéral de Mayenne. Il regroupe 106 professionnels de santé, dont 18 médecins généralistes, 8 radiologues, plus de 40 infirmiers, un dermatologue, des pharmaciens, des diététiciens, un podologue. C'est très adapté aux besoins des patients dans une zone sous-dense au niveau médical, mais cela nécessite des financements importants des pouvoirs publics car les charges sont considérables, en matière administrative et de mise en place de système d'information aussi[1]. »

1. Dr Luc Duquesnel, entretien avec l'auteur, 15 octobre 2022.

Le Dr Duquesnel constate par ailleurs des contraintes de permanence des soins : « Nous avons eu des négociations assez difficiles avec l'Assurance maladie. Nous n'étions pas d'accord avec une première version du texte qui disait que, pour percevoir les dotations, l'ensemble des médecins de la MSP devait participer aux démarches d'accès aux soins[1]. Dans l'avenant signé, il est finalement mentionné qu'une MSP pourra percevoir des dotations sans que l'ensemble de ses médecins participent à ces démarches. » Le texte adopté acte que la structure doit s'organiser afin que « l'ensemble » ou « au moins 50 % » des médecins participent au dispositif défini par la convention médicale.

Une démarche saluée par Marguerite Cazeneuve, directrice déléguée de l'Assurance maladie. « Les maisons de santé polyprofessionnelles représentent un très bon modèle, m'a-t-elle déclaré. Cet avenant permet de les aider davantage sur le plan financier en contrepartie d'engagements de leur part, par exemple sur la qualité de soins ou l'implication des usagers. Ces lieux structurent l'offre de soins sur les territoires et favorisent la collaboration entre professionnels de santé. Nous encourageons leur développement parce qu'ils correspondent à l'air du temps, s'inscrivent dans une logique de meilleur parcours

1. Cela signifie participer aux permanences de garde la nuit et le week-end, mener des actions de dépistage et de prévention des maladies.

de soins et participent à une bonne politique de santé publique[1]. »

Quant à leur rôle dans la mise en place d'une politique de prévention en santé publique, il est mis en avant. « L'avenant propose par exemple un financement dédié pour la mise en place d'un parcours de prévention de l'obésité chez l'enfant et d'un parcours de soins sur l'insuffisance cardiaque. On a encore une dynamique possible pour qu'il se crée de plus en plus de maisons de santé polyprofessionnelles dans les territoires », ajoute Marguerite Cazeneuve.

La progression est déjà là : 7,2 millions de patients ont franchi les portes de ces structures en 2021, contre 4,5 millions en 2019.

*

Différents professionnels peuvent faire partie des MSP, dont des pharmaciens. Philippe Besset, président de la Fédération des syndicats pharmaceutiques de France, y est favorable. « Les MSP ne sont pas la forme d'exercice privilégiée des pharmaciens, mais quelques milliers d'entre eux en font partie, dans les villages notamment. Il s'agit d'un atout, estime-t-il. Dans les vallées un peu isolées, c'est un plus évident de se regrouper avec d'autres professionnels. Mais je ne suis pas sûr que le modèle soit adapté à des villes de 50 000 habitants ou plus. Dans

1. Marguerite Cazeneuve, entretien avec l'auteur, 3 novembre 2022.

ce cas de figure, la concurrence est plus importante, et ce genre d'organisation ne va pas forcément permettre au professionnel de s'en sortir économiquement[1]. »

Dans les faits, le montant moyen de la rémunération forfaitaire versée par l'Assurance maladie aux MSP « est de 72 415 euros », selon ses données du 20 mai 2023. Avec une « forte augmentation, de 39 % » par rapport à l'année précédente. En 2021, 1 548 d'entre elles avaient signé un contrat avec l'Assurance maladie pour un montant global de 94 millions d'euros. L'année suivante, le montant était passé à 125 millions d'euros. L'essor est en route. Et pour cause, il y a là une solution pour l'avenir, qu'on peut encore développer.

1. Philippe Besset, entretien avec l'auteur, 31 octobre 2022.

13

Bien utiliser les réseaux sociaux numériques dans le secteur de la santé

La médecine ne peut échapper aux réseaux sociaux. Encore faut-il savoir s'en servir. Si les médecins sont de plus en plus nombreux à utiliser leur version professionnelle, qui peut être utile pour échanger des infos entre confrères ou participer à des discussions sur l'actualité, le respect de la confidentialité des patients doit rester constant.

En tout cas, le médecin tout seul dans son cabinet, qui ne communique quasiment avec personne en dehors de ses patients, semble appartenir à une époque révolue. Grâce aux réseaux sociaux professionnels, il échange des avis sur un cas clinique, demande un conseil à des confrères sur l'organisation administrative ou financière d'un cabinet, etc. Le nom du plus connu se retient tout seul. #doctoctoc. Comme si, littéralement, on frappait à la porte du cabinet d'un confrère pour demander une information. Selon différents professionnels interrogés, c'est un fil Twitter qui plaît beaucoup aux généralistes.

Parmi ses utilisateurs, nous avons contacté DocFlying, pseudo d'une généraliste installée dans les Alpes-Maritimes. « J'aime bien utiliser #doctoctoc pour confirmer un diagnostic, en confrontant des points de vue avec des confrères. Cela permet de se rassurer et d'échanger des avis sur des cas qui sortent un peu de l'ordinaire[1] », explique-t-elle. Des échanges sur le fil Twitter qui ne remplacent pas, bien sûr, la consultation, ni la formation continue, mais permettent de se mettre à jour. « On a parfois oublié le nom d'une infection virale ou d'un syndrome, renchérit-elle. Ces échanges rapides sur #doctoctoc nous rafraîchissent la mémoire. »

Certains praticiens s'en servent aussi lorsqu'ils se sentent démunis face à un problème urgent. En témoigne ce message : « Bonjour ! le grand-père d'une de mes amies est décédé ce matin à domicile, impossible de trouver un doc pour signer le certificat de décès. SOS Médecins n'a personne, le 15 refuse, et l'hôpital ne veut pas. Une idée de comment faire ? Merci. » Des réponses pratiques arrivent. D'autres confrères l'utilisent pour répondre à des questions relatives au matériel, comme le choix d'un nouveau tensiomètre.

C'est aussi le lieu où l'on parle franchement de son vécu. « Parce qu'il évite le syndrome de la médecine seul dans son coin », le docteur « Boson

1. Marc Payet, « Les médecins face aux réseaux sociaux », *Le Généraliste hebdo*, juillet 2022.

de Guiz » apprécie particulièrement ce fil. « Le top 10 de mes motifs de consultation, toutes espèces confondues : 1) pas en forme ; 2) pas en forme ; 3) pas en forme... » écrit-il.

#doctoctoc a été fondé en 2007 par une communauté de médecins francophones. Puis il a connu un nouveau départ, à partir de 2017, lorsque l'entrepreneur Jérôme Pinguet a développé le robot # doctoctocbot. « J'estime qu'environ 2 000 médecins suivent ce compte, raconte ce dernier. Grâce à la communauté et à ce petit outil, on peut répondre à presque toutes les questions médicales professionnelles se rapportant à toutes les spécialités, parfois en quelques minutes. » Des règles de prudence ont bien sûr été mises en place : « #doctoctoc est une communauté de professionnels. Nous n'acceptons de demandes d'abonnement que de professionnels de santé ou d'étudiants en médecine... » même si, dans la pratique, comme il est parfois difficile de filtrer tout le monde, doivent bien s'infiltrer quelques « extérieurs ».

En tout cas, incontestablement, #doctoctoc correspond à une attente nouvelle des praticiens. Souvent isolés dans leur pratique quotidienne et ressentant le besoin majeur de discuter entre eux pour se sentir plus forts, ils ont trouvé leur fil privilégié et sécurisé.

*

La principale raison de l'augmentation de la fréquentation de ce type de réseaux par les professionnels de santé a été la pandémie de Covid. Avec ces moyens de communication directs comme avec les réseaux des Gafam, ils ont trouvé un remède à la solitude du confinement et ses suites. Dorénavant, « 51 % des médecins déclarent être sur les réseaux[1] », assure un sondage réalisé pour Medscape auprès de 1 000 praticiens. Dans le détail, 63 % se servent de Facebook, 58 % sont sur WhatsApp, 24 % chattent sur Instagram et 13 % usent de Twitter. Alors qu'ils ont longtemps été réticents à y recourir, notamment par crainte d'un défaut de confidentialité, leurs comportements ont fini par changer face aux nombreux avantages qu'apportent les réseaux, convivialité et échange d'information notamment.

Gare aux écueils, toutefois. Certains réseaux médicaux ont eu à affronter les « dérapages » de leurs membres. En janvier 2020, c'est le site « Le Divan des médecins » qui se voit épinglé. Certains commentaires sexistes et totalement déplacés font l'objet d'un signalement auprès de l'association des usagers de santé. Parmi eux, ce type de commentaire : « Une patiente qui fait 1,50 m, et qui demande un contraceptif, c'est pas la peine, vu sa taille, c'est déjà un contraceptif en soi. » Ainsi que d'autres remarques, à l'avenant. Regroupant plus de 20 000 praticiens, l'image du groupe est évidemment écornée. Tentant de renverser la vapeur, il assure

1. Medscape, « Enquête sur le comportement des médecins sur les réseaux sociaux », 24 mars 2022.

avoir désormais renforcé son règlement pour éviter que « l'humour carabin » ne se transforme en dénigrement des patient(e)s. « Nous vérifions strictement que les membres sont médecins ou étudiants en santé. Ce groupe est apolitique, non partisan et respecte le cadre de la liberté d'expression, chacun restant responsable de ses propos », écrit ainsi le modérateur sur la page Facebook.

Ce dérapage du « Divan des médecins » est, potentiellement, annonciateur d'autres dérives à venir à en croire certains juristes. « Je pense que l'utilisation massive des réseaux sociaux par les médecins va entraîner bientôt des procès. L'envoi en ligne de photos de patients, sur les fils Twitter, pose problème, estime par exemple l'avocat Benjamin Pitcho, spécialiste du droit de la santé. On assiste déjà à une dérive. Quand un médecin, même de bonne foi, met en ligne l'image d'une tumeur au bras d'un patient pour recueillir l'avis éclairé de ses confrères, comment être sûr que ce patient ne va pas se reconnaître ? »

Question clef à l'heure des réseaux : faut-il ou non poster des images d'un malade ? Pour le Conseil national de l'Ordre, c'est non, car cela peut mettre en péril le secret médical. Et de s'appuyer sur son « Livre blanc de la déontologie médicale », qui précise que « les médecins doivent protéger la confidentialité de leurs patients », et sur l'article 114 du Code de la déontologie médicale qui édicte que « les médecins doivent faire preuve de prudence et avoir le souci des répercussions de leurs propos auprès du public ».

Reste que plusieurs médecins interrogés nous affirment prendre des précautions, « toujours demander l'autorisation du patient avant de diffuser une image » et « s'assurer qu'ils ne sont pas reconnaissables sur la photo ».

Ces règles de prudence, même édictées de bonne foi, sont-elles sûres à 100 % ? Pas vraiment, selon l'avocat Benjamin Pitcho qui met en avant un autre risque, lié à la circulation de telles images sur la toile : « Celui d'un proche du patient qui va peut-être le reconnaître et apprendre qu'il est gravement malade. Voire son employeur, ou son banquier. On fait face avec ce sujet à des enjeux éthiques majeurs. Comment garantir à 100 % le secret médical si on tweete ce genre d'image ? À l'heure où Google connaît tout de nous, qui peut assurer que ces données de santé confidentielles le resteront ? »

Le Dr Mathias Wargon n'est pas loin de partager son avis. « Je ne parle jamais de mes propres patients dans mes tweets, et je ne transmets jamais leurs photos[1]. » Au final, sauf si le patient a donné un accord écrit disant qu'il autorise la diffusion des images – ce qui est rarement le cas –, les médecins ont plutôt intérêt à ne pas les diffuser sur les comptes sociaux. Sinon, la perspective de voir des

1. Dr Mathias Wargon, chef des urgences, hôpital Delafontaine, Saint-Denis, entretien avec l'auteur, 13 juillet 2022.

milliers d'images de malades sortir un jour sur la Toile aux yeux de tous est vertigineuse. Qui plus est, alors que la mémoire du Net ne s'efface pas !

*

Sur Internet, certains comptes font fonction d'agora, avec des leaders d'opinion très suivis. Le médecin urgentiste Mathias Wargon en est un, avec 45 000 followers sur Twitter. Interrogé sur le sujet, il estime « nécessaire que les médecins soient présents sur les réseaux sociaux » et juge même que « cela fait partie de [leur] rôle ». Lui-même choisit de s'exprimer sous son nom propre, sans pseudo, et en assume les conséquences. « Le seul risque, c'est de se faire insulter, et ça m'arrive souvent », confie-t-il en racontant « s'être souvent engueulé avec des gens sur les sites des collectifs interurgences et interhôpitaux, car [il] trouve que parfois les posts donnent lieu à des campagnes de cyberharcèlement contre des médecins ». Mais à ses yeux, l'enjeu est d'importance et en vaut la chandelle. « Pourquoi devrait-on laisser l'expression publique aux seuls syndicats ou directions ? C'est très utile de pouvoir donner son avis de médecin et de citoyen sur Twitter. »

Parmi les autres comptes « poids lourds » figure le blog du médecin Dominique Dupagne, qui a 22 000 followers. Le généraliste intervient fréquemment sur des questions de santé publique, comme la gestion de la crise sanitaire du Covid, ou des sujets de préoccupation récurrents tel le risque – minime à ses yeux – d'avoir un cancer en mangeant trop de jambon contenant des nitrites.

En ce qui concerne la thématique du Covid, le fil du Dr Antoine Flahault, épidémiologiste, est lui aussi suivi par plus de 30 000 abonnés, en particulier issus de la communauté scientifique. Son avis fait souvent référence sur les questions d'évolution du virus et il est très lu depuis quelque temps sur les sujets liés au « MonkeyPox ».

Ces professionnels ont été affublés du qualificatif *digital opinion leaders* tant leurs prises de parole sont jugées crédibles par leurs confrères. « J'apprends beaucoup sur les pathologies infectieuses qui circulent en lisant le fil Twitter du Pr Antoine Flahault, assure un médecin généraliste. Il est plus utile pour moi que la radio ou la télé pour savoir vraiment ce qui se passe. » Même les journalistes « santé » les suivent, et relaient leurs papiers... Moi-même, je n'échappe pas à la règle !

14

Le quizz du prix de la santé

Faites le test : comme personne ne connaît vraiment le coût de la santé, on a souvent l'impression, en France, que nos soins sont quasiment gratuits.

Lors d'une consultation chez le médecin généraliste, le plus souvent, on n'a rien à payer. Les 25 euros sont pris en charge à 70 % par la Sécurité sociale, et le reste, par la complémentaire. Le professionnel prend la carte Vitale, effectue une télétransmission à l'organisme public et, ni vu ni connu, on part sans avoir sorti un sou de sa poche. Même chose souvent chez le pharmacien si on achète des médicaments sur ordonnance. Et si les traitements ne sont pas totalement remboursés mais qu'on possède une mutuelle, il n'y a généralement rien à avancer. L'économie de la santé semble avoir inventé l'argent magique. Avec, comme code du coffre-fort, le sésame vert de la carte Vitale.

« En France, les gens ont l'impression que la santé ne coûte rien. La carte Vitale, c'est leur carte bleue, mais rien n'est débité sur leur compte », fait remarquer un dentiste. Une phrase provoc ? Pas tant que cela, puisque le « vrai » prix de la santé semble effectivement être une inconnue dans notre pays. Au départ, pour justifier cet étonnant système, l'argument de la « générosité » est mis en avant. Le psychiatre Bernard Granger, chef de service à l'hôpital Cochin (AP-HP), et très bon connaisseur du système, le résume d'une formule : « Au niveau individuel, le patient a l'impression que les actes de soins, à l'hôpital ou en médecine de ville, sont quasiment gratuits. C'est un immense avantage pour y accéder, en particulier pour les personnes qui ne seraient pas en mesure de payer. Les étrangers en sont surpris. L'inconvénient, quand c'est gratuit, c'est que la valeur, le prix du soin, eux, sont déconsidérés[1]. »

Conséquence, à force de quasi-gratuité, on consomme à tout-va. Les patients ne se rendent pas compte de ce qu'ils dépensent et les professionnels peuvent être tentés de multiplier les actes, car ceux-ci les rémunèrent et « de toute façon, la Sécu casque ». Autre conséquence, précise Bernard Granger : « Comme les gens ne paient pas les produits de santé, ils ne savent absolument pas ce que ceux-ci valent. » Et le constat est identique à l'hôpital : « Je vois passer un nombre incroyable d'examens

1. Dr Bernard Granger, entretien avec l'auteur, 12 janvier 2023.

inutiles, redondants. Des bilans cardiaques complets faits dans un service, qu'il faut refaire dans un autre parce qu'un chef veut avoir ses propres données. Des scanners faits plusieurs fois de suite, pour rien. Mais réalise-t-on que tout ça a un coût faramineux ? Non, les gens s'en fichent... »

De généreux, le système devient, dès lors, totalement dépensier. Or, si l'Assurance maladie paye, ses recettes viennent de nous tous, par le biais des cotisations prélevées sur les salaires, et par la CSG. Conclusion : il n'y a pas, mais alors pas du tout, d'argent magique !

*

Le quizz de la santé vaut la peine d'être fait autour de vous. Une journée à l'hôpital ? aucune idée ? 898 euros par jour. Une chimiothérapie ? 1 093 euros par jour. Même sur les « petites » dépenses comme la boîte de paracétamol ou celle d'antibiotiques, pas sûr de savoir. Or, une boîte de Doliprane 500 mg de 16 comprimés, c'est 2,18 euros.

En fait, on connaît surtout le prix des soins que l'on sait être « chers », car peu ou pas remboursés par la Sécu : une paire de lunettes ou une intervention chez le dentiste. Alors que les « vrais » prix de la santé existent.

Le cas de l'hôpital est parlant. La très grande majorité des frais, colossaux, est invisible car ils sont pris en charge par la Sécu. Il ne s'agit que d'un échange de données entre, d'une part, des factures adressées par l'hôpital et un remboursement versé par l'Assurance maladie, de l'autre. Le patient, heureusement pour lui, n'en voit pas plus la couleur que chez le généraliste.

Mais il reste tout de même une belle ardoise, car le solde théoriquement à sa charge est de 20 % des frais d'hospitalisation et 30 % des consultations. Comment se fait-il alors que nous ne sortions pas de l'hôpital assommés par l'addition, malgré tout considérable ? La réponse a un nom : la mutuelle. Le solde à charge est en grande partie pris par les mutuelles et autres organismes de prévoyance ; 95 % des Français en ont une. Mais elles aussi ont un coût.

Une journée d'hôpital coûte cher. Pour ce qui est de l'AP-HP l'info est disponible, mais il faut la chercher. On la trouve en ligne, mais elle est très rarement indiquée quand on arrive sur place.

Or, si on l'ausculte de près, en lisant la « liste des tarifs applicables » de l'AP-HP, on découvre qu'une journée d'hospitalisation en médecine spécialisée à temps complet est facturée, 1 317 euros, 1 780 euros en chirurgie, et qu'elle peut monter à 2 932 euros pour les « spécialités coûteuses » (comme la réanimation), voire 4 628 euros pour les « très coûteuses » (soins intensifs). Le reste est à l'avenant, totalement hors de prix pour un particulier s'il devait le régler. Une dialyse, c'est 1 138 euros par jour !

Plus opaque encore, les prix varient fortement d'un hôpital à l'autre. Dans le détail, ce document – « liste des tarifs applicables à l'AP-HP » – permet de voir qu'il existe des « catégories » d'hôpitaux, et que les tarifs varient selon ce critère. On apprend aussi que le classement des établissements dans telle ou telle catégorie dépend de leur taille et du nombre de spécialités qu'ils proposent. Ainsi, une hospitalisation à temps partiel-court séjour est facturée 808 euros la journée dans un hôpital de jour « 3e catégorie » mais grimpe à 1 482 euros dans un hôpital de jour « 2e catégorie », voire à 1 586 euros dans un « 1re catégorie ». Comme dans les hôtels, les prix oscillent selon les étoiles ! Et, comme à l'hôtel aussi, le prix peut changer au gré de la durée du séjour, du type de séjour : on vous facturera 500 euros la journée si vous êtes en « soins de suite », mais 720 euros si vous êtes en « réadaptation ». Autant de subtilités qui échappent complètement au patient et semblent connues des seuls comptables des établissements, et de la Sécurité sociale.

D'ordinaire, personne ne paie cela, sous peine de se retrouver sur la paille. Néanmoins, pendant la pandémie de Covid, certaines familles de patients hospitalisés sans mutuelle ont failli s'évanouir en recevant des factures de plus de 8 000 euros ! Par chance, dans la majorité des cas, les comptables des hôpitaux n'ont pas exigé le paiement d'additions aussi lourdes.

Le Covid a changé la donne, en allongeant de façon inhabituelle les durées d'hospitalisation dans les services de suivi des maladies respiratoires et de réanimation. Ce fut le cas à l'AP-HP. Pierre-Emmanuel Lecerf, alors directeur général adjoint de l'AP-HP, expliquait en 2020 : « Il nous est arrivé d'établir des factures de plusieurs milliers d'euros directement au patient parce qu'il n'avait pas de mutuelle, ou qu'il n'y avait pas d'accord de tiers payant avec ce genre d'organisme[1]. » La pratique, heureusement, n'a pas duré. « Au début de l'épidémie, précise ce responsable, les factures étaient émises selon les règles en vigueur, puis nous avons décidé de [les] retenir quand il n'y avait pas de mutuelle. Nous [avons assumé] la charge financière dans l'attente d'un dispositif permettant de couvrir ces coûts. » Et de donner une estimation du préjudice : « Quand les gens ne peuvent pas payer, on ne recouvre pas, ce qui représente une perte de 70 millions chaque année, à rapporter aux 169 millions de déficit attendu pour 2019. »

Pour prendre conscience de l'ampleur des sommes, il faut se rappeler qu'une journée en réanimation est facturée par l'hôpital 2 932 euros. Comme les séjours Covid ont atteint 19 jours, l'addition a grimpé jusqu'à 55 708 euros, avec un reste à la charge du patient sans mutuelle, théoriquement, de 11 141 euros ! Durant la crise sanitaire, les services de comptabilité ont donc fait des exceptions, en raison du caractère extraordinaire de la pandémie.

---

1. Solveig Godeluck, « La lourde facture pour les malades du coronavirus à l'hôpital », *Les Échos*, 5 août 2020.

En dehors de ce contexte particulier, « les patients hospitalisés sont souvent surpris lorsqu'ils reçoivent la note. Il ne faut pas oublier que la part qui reste à leur charge, s'ils n'ont pas de complémentaire, peut représenter une somme élevée, indique Séverine Salgado. À l'hôpital, le reste à charge avant prise en compte d'une complémentaire santé s'élève en moyenne à 4 000 euros pour 5 % des adhérents mutualistes, soit 500 euros à régler en moyenne après remboursement de la mutuelle[1] ».

*

Dès lors, une vérité s'impose : les tarifs devraient être visibles par tous. À vrai dire, la loi l'exige déjà. Mais ce n'est pas toujours le cas !

L'organisme France Assos Santé rappelle que « l'affichage des tarifs pratiqués par le professionnel de santé est obligatoire. Il doit être visible dans les lieux d'accueil (dans la salle d'attente par exemple). Cet affichage doit notamment indiquer le secteur d'activité du médecin (secteur 1 : tarif Sécu, ou secteur 2 : tarif libre). En cas de non-respect de l'obligation d'affichage, le médecin risque des sanctions ».

Pour mémoire, le tarif d'une consultation complexe chez un spécialiste (cardiologue, ORL, ophtalmo), fixé par l'Assurance maladie, va de 46 à 66,20 euros, selon les spécialités et les secteurs. Que la Sécu rembourse à 70 %, soit des montants de

1. Delphine Salgado, entretien avec l'auteur, 23 novembre 2022.

31,20 à 45,34 euros. Mais le spécialiste peut pratiquer des honoraires plus élevés, dits « libres ». Alors France Assos Santé précise : « Le professionnel doit établir un devis écrit lorsque le coût de l'acte dépasse 70 euros. Un devis est également obligatoire lorsqu'un dispositif médical (une prothèse par exemple) doit vous être fourni. »

Les établissements de santé[1], eux, sont soumis à des règles bien plus souples. Là, « le patient reçoit une information sur les frais médicaux prévus seulement s'il en fait la demande. Ainsi, à la différence de l'obligation d'informer sur les frais médicaux en cabinet de ville, les établissements de santé n'ont pas l'obligation de fournir une information préalable », explique l'organisme.

Quant aux pharmacies, vous devez être informé du prix des médicaments ne faisant l'objet d'aucun remboursement par un étiquetage sur le conditionnement et/ou par un affichage visible. « Le bon réflexe : quels que soient le lieu et les conditions dans lesquelles les soins se déroulent, n'hésitez pas à questionner le professionnel ou les personnels d'accueil sur les frais médicaux à prévoir avant toute intervention : ils sont aussi là pour répondre à vos interrogations », recommande France Assos Santé.

1. Les établissements de santé sont les centres hospitaliers régionaux (CHR), les centres hospitaliers universitaires (CHU), les centres hospitaliers (CH), les établissements de soins longue durée, les cliniques.

15

Les mutuelles sont utiles, mais elles augmentent le montant de leurs cotisations

Bien sûr, on est content de les avoir. Bien sûr, les complémentaires, mutuelles et autres organismes de prévoyance jouent un rôle de plus en plus important dans le financement du système de santé. Rendez-vous compte, elles prennent en charge 13 % des 240 milliards de l'Ondam, soit la coquette somme de 31 milliards d'euros. Une puissance qui réduit considérablement le reste à charge des patients et permet à ceux-ci de bénéficier régulièrement de frais de santé abordables, même pour des spécialités assez chères et historiquement mal prises en charge par la Sécurité sociale, comme les soins dentaires ou l'optique. « J'ai dû me faire poser un implant dentaire cette année, qui coûtait en tout 1 200 euros. Heureusement, j'avais une bonne mutuelle : l'opération m'est revenue au final à seulement 250 euros. Sinon je ne sais pas comment j'aurais fait », m'a expliqué par exemple Sophie, ma compagne.

Et comme aujourd'hui quasiment tous les Français (95 %) ont accès à une complémentaire (mutuelle, organismes de prévoyance, assurances), soit par leur entreprise, soit en souscrivant à celle de leur conjoint(e), et que même les indépendants ou sans-emploi y ont accès à titre individuel, la protection est quasi universelle. Soit, mais tous ceux qui doivent payer leur mutuelle savent, eux, que le coût de ces béquilles de la Sécurité sociale n'a rien de modéré, et que leurs tarifs augmentent très régulièrement. Et de beaucoup !

*

L'UFC-Que choisir a ainsi calculé que « la hausse médiane entre les tarifs de 2022 et ceux de 2023 est de 7,1 %, soit une augmentation de 126 euros sur l'année ». Selon l'association de consommateurs, « une personne sur cinq va [donc] subir une hausse supérieure à 240 euros ». Dans le détail, écrit l'*UFC-Que choisir* : « Les trois leaders du marché ont eu la main lourde cette année[1]. » D'après son enquête, Harmonie Mutuelle a boosté ses tarifs de 9,1 %, Malakoff Humanis, de 7,2 % et Axa France, de 9,7 %. Des chiffres contestés par les mutuelles, qui avancent des hausses moindres : « Les cotisations augmentent en moyenne de 4,7 %. Les mutuelles remboursent 10 % de soins en plus par rapport à l'an dernier. Cela représente 49 euros

1. « Complémentaires santé, les cotisations flambent à plus de 7 % en 2023 », *UFC-Que choisir ?*, 18 janvier 2023.

supplémentaires par cotisant », calcule la Mutualité française.

Les organismes montrés du doigt expliquent augmenter leurs tarifs à cause des taxes sur les contrats imposés par les pouvoirs publics. Lesquels, au contraire, estiment que certaines complémentaires ont tendance à privilégier leur propre rentabilité. Le hiatus tiraille le système et donne à beaucoup l'envie de tout remettre à plat. Ainsi, un courant de pensée plaide pour une sorte de nationalisation des complémentaires, qui simplifierait le système de santé français et ferait reprendre une vaste part de leurs attributions par une sorte de « Grande Sécu ». L'idée, portée par Martin Hirsch, alors directeur général de l'AP-HP, et par Didier Tabuteau, professeur à Sciences Po, spécialiste de l'économie de la santé, fit du bruit. Leur tribune, publiée en 2019 par *Le Monde*[1] et titrée « Créons une assurance maladie universelle », sonne comme une alerte.

« Le cœur de cible des mutuelles, c'est la prise en charge des soins courants qui ne sont pas remboursés par l'Assurance maladie, ou des soins historiquement mal remboursés par la Sécu, comme le dentaire, l'optique ou les prothèses auditives[2] », nous explique aujourd'hui Didier Tabuteau. À l'en croire, l'enjeu d'une telle refonte serait de donner au système de santé les financements qui lui sont

1. Martin Hirsch, Didier Tabuteau, « Créons une assurance maladie universelle », *Le Monde*, 14 janvier 2017.

2. Didier Tabuteau, entretien avec l'auteur, 23 novembre 2022.

indispensables pour faire face aux multiples défis qui l'attendent. « Une petite partie des assurés, ceux qui ont les problèmes de santé les plus lourds – maladies cardiovasculaires, diabètes, cancers – concentrent une grande partie des dépenses de l'Assurance maladie, dit-il. C'est un choix de société, une solidarité exceptionnelle entre bien-portants et malades et il fait honneur à notre pacte social, mais il faut en avoir conscience. Or, on ne s'en rend pas toujours compte. »

Comme tout indique que la pente naturelle est à l'augmentation des tarifs, Didier Tabuteau suggère de faire des économies sur les frais de structure des complémentaires. « Les mutuelles ont des coûts de gestion faramineux. Elles dépensent 6 milliards en frais de ce type pour couvrir 32 milliards de dépenses maladie, soit un coût de gestion de 19 %, avec une variabilité forte selon les organismes. En comparaison, l'Assurance maladie dépense 6,5 milliards en gestion, soit 4 % de ses coûts, pour rembourser, elle, 150 milliards par an ! »

Le professeur de Sciences Po dénonce la « complexité folle » du système actuel, où « un même dossier est traité deux fois, une fois par les agents de la Sécu, l'autre par ceux de la mutuelle du patient. Ce sont des centaines de millions d'opérations qui sont faites en double. »

La « Grande Sécu » qu'il appelle de ses vœux « permettrait de réinjecter à terme 7 milliards d'euros, actuellement prélevés sous la forme de cotisations d'assurance complémentaire, pour supporter les frais de gestion et de marketing, dans le financement de médecins, d'infirmiers, d'hôpitaux ». L'argument ne manque pas de bon sens quand on songe que certaines mutuelles sont allées bien loin dans la diversification en achetant des complexes immobiliers et même des résidences de loisirs[1] qui n'ont pas grand-chose à voir avec leur métier initial.

En novembre 2021, le ministre de la Santé, Olivier Véran, s'est rangé aux arguments de Martin Hirsch et de Didier Tabuteau en demandant au Haut Conseil pour l'avenir de l'Assurance maladie un rapport sur la faisabilité de cette « Grande Sécu ». Sans suite à ce jour. Sans doute parce que le thème ne s'est pas invité dans l'agenda de la présidentielle de 2022... Si le projet de réforme n'est pas allé plus loin, rien ne dit qu'il ne va pas refaire surface prochainement !

1. Daniel Rosenweg, *Le Livre (très) noir des mutuelles*, Paris, Albin Michel, 2021.

16

Les prix des médicaments vont-ils exploser ?

Les médicaments... sont des molécules ayant beaucoup de valeur. Dans tous les sens du terme. Certains, parce qu'ils sont très innovants, ou prescrits à très grande échelle, concentrent une grande partie des remboursements de l'Assurance maladie. Lors du dernier congrès de la société américaine d'oncologie clinique, les très bons résultats de l'osimertinib dans le traitement du cancer du poumon ont été annoncés. Seul bémol, mais de taille : le traitement (élaboré par le laboratoire AstraZeneca, sous la marque Tagrisso), hors financement Sécu, serait de 6 000 euros par mois, soit 200 000 euros sur trois ans ! Une négociation sur les prix avec les pouvoirs publics est donc en cours.

Le Monde, en analysant la base de données Open Medic, a établi en 2017 un palmarès des médicaments qui revenaient le plus cher à la Sécurité sociale[1].

1. Chloé Hecketsweiler, Maxime Ferrer, « Les dix médicaments qui coûtent le plus cher à la Sécurité sociale », *Le Monde*, 28 novembre 2017.

En tête, on trouvait Humira, un anti-inflammatoire, pour 460 millions d'euros. Les deuxième et troisième places du podium étaient occupées par deux traitements de la dégénérescence maculaire liée à l'âge (DMLA) : Lucentis, pour 322 millions, et Eylea, pour 259 millions. Venait ensuite l'anticholestérol Crestor, pour 240 millions, devant l'insuline Lantus, pour 225 millions. Suivait l'anticoagulant Xarelto, pour 216 millions, puis le très consommé antalgique Doliprane, qui pèse tout de même 202 millions pour la Sécu ! L'anticancéreux Glivec, pour les leucémies rares, coûte 190 millions, tandis qu'en dixième position se trouvait un traitement de l'insuffisance rénale, l'Aranesp, pour 175 millions.

*

Ces chiffres, impressionnants, attestent combien il est important d'avoir en tête que le progrès thérapeutique a un coût, parfois vertigineux. Aux États-Unis en particulier, les prix de certaines molécules atteignent des sommets, ce qui peut faire peser une menace sur le futur financement de nos soins. Arriverons-nous, collectivement, à nous les payer ?

Le médicament le plus cher au monde actuellement est Hemgenix. Une seule dose de ce traitement contre l'hémophilie coûte 3,4 millions d'euros. À prendre en une fois, cela dit ! Issu de la thérapie génique, le remède permettrait de corriger l'ADN du gène abîmé.

Un article du *Huffington Post* du 24 novembre 2022 montrait tout le paradoxe de la situation. « Si le coût du traitement paraît exorbitant, un patient atteint d'hémophilie aux États-Unis dépenserait au cours de sa vie entre 21 et 23 millions de dollars pour le traitement actuel. » Ce qui, si l'on se fie à ce calcul, ferait de l'injection unique à 3,4 millions d'euros une bouchée de pain ! Surtout, quel miracle de « guérir » une pathologie aussi lourde avec une méthode déjà utilisée pour combattre certaines maladies génétiques comme la mucoviscidose ! Des perspectives porteuses d'espoir.

Les médicaments sauvent des vies, c'est une évidence. Encore convient-il de le rappeler en ces périodes où beaucoup ont tendance à douter de tout. Sans les antibiotiques et sans Pasteur, les maladies infectieuses n'auraient pas reculé comme elles l'ont fait au cours du XXe siècle. Sans les molécules utilisées en chimiothérapie, on ne saurait combattre efficacement les cancers comme on y parvient depuis quelques décennies.

Dans ce domaine en particulier, les innovations sont nombreuses ; rendues possibles par des investissements massifs de l'industrie pharmaceutique et de la recherche publique. Des médicaments « ciblés » permettent ainsi de combattre très précisément une tumeur, selon son profil génétique.

En cardiologie aussi, les innovations thérapeutiques ont été multiples lors des dernières décennies. Et comment ne pas se souvenir que si le Covid est en passe d'être vaincu, et que le nombre de ses formes graves diminue, cela est dû en grande partie aux prouesses du vaccin à ARN messager, inventé et mis au point grâce au génie humain, administré au plus grand nombre grâce à une stratégie efficace de lutte contre la pandémie ? Le processus a demandé de lourds investissements, mais si les pays d'Europe et d'Amérique du Nord ne les avaient pas faits, des populations entières auraient vraisemblablement été emportées par la vague. Une richesse thérapeutique qu'il faut penser à partager et administrer au plus grand nombre sur la planète.

« On a tendance à l'oublier, mais l'amélioration des thérapeutiques a complètement bouleversé la prise en charge de la médecine. Les progrès ont été extraordinaires et ont fortement contribué à l'augmentation de l'espérance de vie[1] », se félicite le Pr Jean-François Bergmann, chef de service au CHU Lariboisière.

Pour autant, il ne faut pas « surconsommer » des médicaments... surtout pour rien.

*

En valeur, la dépense de médicaments des Français a baissé, passant de 31,4 milliards en 2018 à 30,2 milliards en 2020. Une diminution qui s'explique par la baisse de certains de leurs prix et par la montée en puissance de ceux dits « génériques ».

1. Pr Jean-François Bergmann, entretien avec l'auteur, 8 novembre 2022.

À l'inverse des médicaments « de marque », encore appelés « princeps », il s'agit de copies des mêmes molécules à quelques détails près, notamment la liste des excipients qui en donne la forme et la couleur, mais avec un principe thérapeutique actif identique. Pour les pouvoirs publics et les patients, ces génériques sont une aubaine car ils coûtent moins cher. Malheureusement, et ce n'est pas un détail, ils arrivent sur le marché tard puisque les labos détenteurs du brevet commercial exploitent d'abord la marque en exclusivité pendant une quinzaine d'années. Entre autres exemples, le laboratoire anglo-hollandais AstraZeneca a fait, à partir de 2003, une partie de sa fortune avec un anticholestérol appelé Crestor, l'un des médicaments les plus vendus au monde. Or, depuis 2017, la version « générique » est autorisée et apparaît sous divers noms – dont celui de la molécule « Rosuvastatine » –, produite par ses concurrents. Le brevet étant tombé dans le domaine public, d'autres laboratoires peuvent l'exploiter.

Pour maîtriser leurs dépenses, la plupart des pays ont adopté une politique en faveur des génériques. Parce qu'elle va dans le sens d'une santé plus sobre, entraîne moins de frais de promotion et de marketing, frais qui ont envahi l'univers de l'industrie pharmaceutique car c'est grâce à eux que les laboratoires invitent les praticiens à prescrire les médicaments qu'ils produisent.

De fait, la progression des génériques est spectaculaire. Leur part de marché représente dorénavant

50 % des médicaments vendus dans les officines de l'Hexagone. Au point que les représentants de l'industrie pharmaceutique se plaignent d'être étranglés par les pouvoirs publics. « En France, on ne finance pas assez l'innovation thérapeutique, plaide par exemple Philippe Lamoureux, directeur général du Leem (Les entreprises du médicament[1]). L'administration pratique une politique aveugle de réduction des coûts. Qui ne favorise pas l'innovation, alors que c'est elle qui sauve des vies. Les médicaments innovants font économiser de l'argent à tout le système de santé, en évitant des hospitalisations, en améliorant la qualité de vie des gens[2]. »

*

L'Assurance maladie assume aussi vouloir faire diminuer la consommation d'antibiotiques par les Français. Qui a oublié sa campagne emblématique : « Les antibiotiques, c'est pas automatique » ? De fait, nous en sommes de gros consommateurs. Selon une étude de Santé publique France[3], il y a « 700 prescriptions d'antibiotiques par an pour 1 000 habitants, en 2021 », et malgré une baisse continue depuis dix ans, « la France reste le 4e pays européen le plus consommateur derrière la Grèce, la Roumanie et la Bulgarie ». Alors que, comme le rappellent

1. Il s'agit du syndicat de l'industrie pharmaceutique.
2. Philippe Lamoureux, entretien avec l'auteur, 22 novembre 2022.
3. Santé publique France, « La France consomme encore trop d'antibiotiques », 2 novembre 2021.

les médecins de Santé publique France, « les antibiotiques sont efficaces uniquement sur les infections bactériennes et n'ont aucun effet sur les infections provoquées par les virus ».

Le but de ces campagnes de sensibilisation est, en plus d'entraîner des économies, d'éviter qu'une trop forte consommation d'antibiotiques ne provoque des « résistances » de la part des bactéries, lesquelles finissent par s'habituer aux molécules et les rendent ainsi inefficaces. Une réalité, déjà constatée, qui se chiffre en plusieurs milliers de décès (évitables) chaque année.

*

Afin de bien comprendre ce qu'est un médicament, rappelons de quoi il s'agit. L'Institut national de la consommation le définit comme « un produit fabriqué dans le but de soigner une maladie[1] ». Il précise : « Il contient forcément un principe actif. C'est une substance d'origine naturelle ou chimique, qui a une action curative ou préventive dans l'organisme » et indique : « Il contient aussi des excipients, qui sont des substances qui servent à acheminer le principe actif dans l'organisme, et qui agissent aussi sur l'aspect, la couleur et le goût du médicament. »

Les rayons de nos officines accueillent 13 500 présentations différentes de médicaments. « C'est bien simple... parfois je ne sais plus comment les ranger ! » admet une pharmacienne de quartier.

1. INC, « Le prix des médicaments », 9 décembre 2012.

*

Pour qu'un médicament soit autorisé à la vente, il doit obtenir au préalable une autorisation de mise sur le marché (AMM). Le laboratoire fabricant fournit un dossier complet à l'Agence nationale de sécurité du médicament et des produits de santé (ANSM), comprenant son principe actif, les résultats d'essais cliniques permettant de vérifier que le produit n'est pas toxique pour les patients et qu'il est efficace contre telle ou telle maladie. Après une procédure de vérification de ce dossier par des experts de la même ANSM, l'AMM est accordée pour une population cible, et avec une « indication » pour certaines pathologies.

Le dictionnaire médical Vidal recense l'ensemble de la production, avec pour chaque médicament les consignes ou recommandations. Le Propranolol 40 mg, par exemple, appartient à la famille des bêtabloquants. Ce médicament utilisé en cardiologie ou pour la prévention du stress agit en bloquant l'action de l'adrénaline sur de nombreux organes, notamment le cœur, les vaisseaux et les bronches. Sa notice le précise : il est indiqué notamment pour lutter contre l'« hypertension artérielle », la « tachycardie », les « traitements de fond de la migraine », les « palpitations psychogènes ». Il est commercialisé par le laboratoire Teva et prescrit sur ordonnance.

Lorsqu'un médicament obtient son autorisation de mise sur le marché, se pose la question du taux de remboursement accordé par l'Assurance maladie.

Celui-ci peut être de 0 %, 35 %, 65 % ou 100 %, chiffre qui dépend du « service médical rendu », évaluation faite par des experts de la Haute Autorité de santé dans une « commission de la transparence » composée de professionnels de santé et de représentants d'associations de malades. Cet organisme émet son avis en comparant le produit aux thérapeutiques déjà existantes, tient compte de « l'efficacité et des effets indésirables », de la gravité de l'affection à laquelle il est destiné, de son caractère préventif ou curatif, et de son intérêt pour la santé publique. Cinq notes caractérisent le service médical rendu : 5 pour « amélioration insuffisante » ; 4 pour « faible amélioration », 3 pour « amélioration modérée », 2 pour « amélioration importante », et 1 pour « amélioration majeure ». En fonction de la note, la commission donne un point de vue sur l'opportunité de rembourser le traitement, et recommande un taux de prise en charge. En général, si le « service médical rendu » est « insuffisant », le taux de remboursement sera de 0 % ; s'il est « faible », de 35 % ; s'il est « modéré », de 65 % ; et s'il est « important » ou « majeur », de 100 %. Ces décisions, très importantes pour le succès ou non d'un médicament, font l'objet de réunions entre experts, souvent tendues, tant l'intérêt d'un laboratoire est d'obtenir les taux de remboursement les plus élevés possibles.

Dans un second temps vient la question de la fixation du prix de vente. Ça ne se passe pas comme dans le secteur de l'automobile, où Renault décide seul du tarif de sa Mégane, ni comme dans celui de l'alimentaire où Carrefour détermine le prix de ses yaourts sans en référer à une quelconque autorité publique. Le monde de la santé, et du médicament, est ultra-réglementé, et le rôle de l'État, fondamental dans ce domaine.

C'est en effet le Comité économique des produits de santé (CEPS), un organisme placé sous la double tutelle des ministères de la Santé et de l'Économie, qui acte le prix. Il est composé de hauts fonctionnaires des deux ministères, des représentants de l'Assurance maladie et des mutuelles, mais pas des laboratoires. Même si ces derniers peuvent y exercer une certaine influence, de façon indirecte. Le prix du médicament est fixé par le Comité économique des produits de santé, après négociation avec le laboratoire fabricant, confirme l'Institut national de la consommation (INC). Il dépend de son service médical rendu, du prix des médicaments à même visée thérapeutique, des volumes de ventes envisagés, de la population cible, des prix pratiqués à l'étranger.

Dans le détail, il s'agit d'une négociation très complexe, où entrent en jeu des considérations de santé, mais aussi des préoccupations économiques. « Les laboratoires français, forts pourvoyeurs d'emplois, ont souvent été soutenus en matière de prix et, d'une certaine façon, un peu protégés », estime un haut fonctionnaire. Qui précise que « cette période est plutôt révolue ».

*

Les médicaments font aussi parler d'eux depuis quelque temps par la question sensible des ruptures d'approvisionnement. Une pénurie surprenante dans un pays moderne, et que chacun peut constater. De fait, l'Agence nationale de sécurité du médicament a recensé 3 747 situations de « tension ou de rupture d'approvisionnement » en 2022, contre 2 160 l'année précédente et 817 en 2018. Même l'antibiotique largement utilisé qu'est l'amoxicilline, des spécialités à base de paracétamol ou des formulations pédiatriques, essentiels pour des millions de Français, peuvent être manquants.

Une collègue m'a confié avoir été confrontée au problème pour son père, résidant... à Lyon, ville qui n'est pas vraiment un désert médical ! « Il avait développé une infection importante alors que ma mère était elle-même dans un état de santé fragile. Le médecin m'avait dit qu'il devait absolument prendre de l'amoxicilline. Or, impossible d'en trouver dans les pharmacies lyonnaises de son quartier ! J'en ai cherché partout, en vain. J'ai cru que j'allais devenir folle. Et je ne comprends toujours pas comment un produit aussi basique arrive à manquer. J'ai eu la chance de pouvoir compter sur un voisin médecin qui a réussi à en trouver. La conclusion que j'en tire, c'est que notre système de soins ne marche plus vraiment bien. Pour qu'il fonctionne comme avant, il faut désormais que toutes les planètes soient alignées, que la pharmacie ait les médicaments, que les médecins soient disponibles ou que l'on connaisse quelqu'un. C'est désolant », conclut-elle.

Pour expliquer les ruptures d'approvisionnement, Thierry Hulot, président du Leem (mais aussi de la filiale française du laboratoire allemand Merck), met en avant la vulnérabilité de la chaîne de production des médicaments, bien plus complexe qu'on l'imagine. Et de prendre l'exemple d'un anticancéreux de son laboratoire qui nécessite « cent ingrédients différents, vingt étapes de production, et implique dix sites industriels dans le monde. Alors, s'il y a un problème sur la chaîne, le médicament ne sort pas[1] ».

Pour les substances basiques, c'est la mondialisation qui paraît en cause. Souvent, les principes actifs sont fabriqués en Inde ou en Chine. Avec le Covid puis la reprise économique chaotique, tout a été bousculé. M. Hulot évoque aussi « des problèmes de prix trop bas pour les médicaments anciens alors que les coûts de production ont été accrus avec l'inflation ».

Du côté des pouvoirs publics, le ministre de la Santé, François Braun, a tardé à prendre le problème à bras-le-corps, se contentant régulièrement d'annoncer qu'« un grand plan sur les pénuries » se préparait, concernant « une liste de médicaments essentiels », et qu'« une réponse devait être apportée au niveau européen[2] ». On attend toujours.

1. « Ce que propose le Leem pour lutter contre les pénuries de médicaments », *L'Usine nouvelle*, 12 mai 2023.

2. François Braun, « Face à face. Apolline de Malherbe », BFM TV, 3 avril 2023.

Or, les Français ne peuvent se contenter de généralités formulées depuis des mois. Voir perdurer des ruptures d'approvisionnement de médicaments essentiels dans les pharmacies choque tout un chacun. Notre santé deviendrait-elle, sur ce point, digne d'un pays en voie de développement ?

17

Les folles sommes des soins à l'étranger

Les optimistes diront que ce qui est rassurant avec le système de santé français, c'est de voir combien, souvent, tout est pire ailleurs ! Lorsque je discute de ce sujet avec des collègues journalistes, des éditeurs ou des architectes qui voyagent beaucoup, toujours je suis effaré par la multiplicité des anecdotes rapportant des frais de santé faramineux hors de nos frontières.

L'un me raconte par exemple avec effroi que la fille d'un de ses amis, qui voyageait au Brésil, a bien failli ne pas être prise en charge dans une clinique locale alors qu'elle avait été blessée assez sérieusement parce que son compte bancaire n'était pas assez alimenté. Dès son arrivée dans l'établissement, l'agent administratif lui avait ordonné : « Montrez-nous votre carte bancaire, sinon on ne peut pas vous soigner » ! Il a fallu l'intervention express de ses parents, à dix mille kilomètres de là, et un virement considérable sur son compte pour éviter le drame absolu. Or, tout le monde n'a pas la chance d'avoir une famille aisée.

Un confrère, de son côté, a eu très peur pour son neveu, en vacances au Portugal, atteint d'une sorte de fièvre typhoïde un 15 août. « Impossible de trouver un médecin sur place, me raconte-t-il. Heureusement, un proche, médecin, a pu contacter quelqu'un et il a été pris en charge dans un hôpital. Où il est resté huit jours, en soins intensifs, ce qui l'a sauvé. » Par chance, grâce à des garanties figurant dans le contrat de la carte bancaire de ses parents, l'hospitalisation ne lui a pas été facturée... sinon elle lui aurait coûté plusieurs dizaines de milliers d'euros !

*

Il est frappant de voir à quel point les soins à l'étranger peuvent atteindre des sommes folles. Les Américains ont, pour la plupart, des assurances privées incluses dans leurs contrats de travail qui permettent de payer ces frais. Heureusement, quand on s'aperçoit que la consultation chez un médecin coûte en moyenne 100 dollars, qu'un passage aux urgences s'élève à 2 200 dollars, qu'un scanner exige 3 000 dollars et une IRM, entre 1 000 et 5 000 dollars. Que le tarif moyen d'une opération avec hospitalisation comme l'appendicite oscille entre 30 000 et 35 000 dollars.

Les frais de santé au Canada, au Japon ou dans certains pays d'Asie du Sud-Est comme la Thaïlande peuvent être tout aussi élevés. Le site Allianz Travel l'illustre en indiquant : « Un faux pas dans un escalier en Turquie ? 14 161 euros. Un accident de voiture au Brésil ? 48 210 euros. Une chute en Thaïlande ? 26 000 euros. » Des montants qui correspondent à « de vraies histoires arrivées à nos adhérents[1] », nous précise un porte-parole de cette société pourvoyeuse de contrats d'assurance. Et en cas d'hospitalisation durable sur place, c'est pire.

Et que se passe-t-il en cas d'obligation de rapatriement ? D'après Francine Abgrall, directrice Ligne métier voyage d'Europ Assistance, l'entreprise « effectue en moyenne 3 000 rapatriements par an, depuis toutes sortes de pays, vers la France. Cela va de la jambe cassée aux médicalisations importantes, avec ventilation et intubation ». Et de préciser que le coût est en moyenne « de 25 000 euros, mais peut grimper à 50 000 ou 100 000 euros[2] ». Pour certains voyages, mieux vaut donc prendre ses précautions.

Concrètement, voici comment se déroule un rapatriement. Lorsqu'un assuré en déplacement est malade ou blessé, les médecins de l'organisme concerné (Mondial Assistance ou Europ Assistance) se mettent en relation avec le confrère local qui a examiné le patient. À partir de ses données, ils décident soit de rapatrier l'assuré vers son lieu de

1. Site d'Allianz Travel, « Se faire une idée du coût des frais à l'étranger ».
2. Francine Abgrall, entretien avec l'auteur, 21 février 2023.

résidence ou un service hospitalier proche, soit de l'hospitaliser sur place avant d'envisager son retour. « Notre doctrine, à Europ Assistance, est plutôt de ramener le patient vers la France quand un accident survient à l'étranger. D'autres opérateurs préfèrent les faire opérer sur place », précise Francine Abgrall. Si l'assuré refuse de suivre les préconisations, il doit signer une décharge dégageant l'assureur de toute responsabilité.

Quant aux proches, leur rapatriement dépend des clauses du contrat. Il en va de même des animaux de compagnie, « si aucune personne accompagnant l'assuré ne peut s'en occuper ». Moyennant des frais particuliers, là encore variables en fonction des clauses initiales.

*

Être malade en Europe est généralement plus simple qu'ailleurs car des accords entre les systèmes d'assurance maladie de tous les pays de l'EEE (Espace économique européen) – qui comprend les 27 pays de l'UE (Union européenne), mais aussi la Norvège et l'Islande – existent. Ameli « recommande toutefois, avant un voyage, de se procurer une carte européenne d'Assurance maladie, à laquelle vous avez droit, et qui accélérera les procédures sur place en cas de problème de santé[1] ». On peut la commander sur le site de l'Assurance

1. Ameli, Assurance maladie, « Vacances à l'étranger, votre prise en charge », 11 janvier 2023.

maladie. Et même si vous ne l'avez pas sur vous, vous aurez droit aux remboursements de frais de santé dans l'UE.

Il arrive – souvent – que les actes à l'étranger coûtent plus cher que le tarif prévu par la Sécurité sociale. Sachez, alors, que vous devrez régler une grande partie des honoraires du médecin ou du chirurgien sur place. Aussi, contraint de payer des frais médicaux ou de faire appel à la médecine privée, pensez à conserver l'ensemble des factures acquittées et les justificatifs de paiement. Une fois revenu dans l'Hexagone, pour chacune de ces situations, vous pourrez être remboursé après demande *via* le compte Ameli, rubrique « Mes démarches », « Remboursements de soins à l'étranger ».

Malgré le Brexit, un accord signé entre le Royaume-Uni et la France permet de maintenir la prise en charge des ressortissants français au Royaume-Uni, et vice-versa. « L'accord de commerce et de coopération prévoit des dispositions similaires à celles existantes dans les règlements européens de coordination en matière de prise en charge des soins de santé. La carte européenne d'Assurance maladie restera valable au Royaume-Uni[1] », écrit ainsi le site du Cleiss (Centre des liaisons européennes et internationales de Sécurité sociale).

La Suisse, qui n'est membre ni de l'UE ni de l'EEE, a signé elle aussi des conventions avec la France permettant à ses ressortissants se rendant dans

1. Cleiss, « Vous rentrez en France après un séjour à l'étranger. »

la Confédération de se faire rembourser, en partie, les soins effectués sur place. Le Cleiss précise : « En cas d'urgence ou de soins inopinés, vous pouvez bénéficier d'une prise en charge sur la base de votre carte européenne d'assurance maladie (CEAM). » Cela concerne les opérations urgentes et non les soins ambulatoires courants. Donc, attention : vous pourriez en être de votre poche, et de façon considérable, les consultations des généralistes en Suisse étant élevées – entre 90 et 180 euros –, de plus en plus chères par tranche de cinq minutes, passées les vingt premières minutes ! À savoir avant d'aller chez les Helvètes !

*

Les assurances comprises dans un contrat de carte bancaire peuvent, selon les cas de figure, couvrir tout ou partie des frais de santé à l'étranger. Il convient donc de se renseigner au préalable auprès de sa banque. Et, astuce à connaître, le numéro permettant de contacter Mondial Assistance est inscrit au dos de la carte ! Ne l'égarez donc pas... ou notez-le, photographiez-le...

Comme le diable se niche dans les détails, n'oubliez pas que le remboursement des frais est souvent plafonné. Au-delà d'un certain montant, vous en serez de votre poche. Des montants maximaux qui varient selon les produits d'assurance. Pour Visa Classic et MasterCard standard, le plafond est de 11 000 euros. À garder en tête lorsque l'on sait qu'une journée d'hospitalisation aux États-Unis peut être facturée 6 000 euros. Pour Visa Premier, Visa Infinite et Gold Mastercard, c'est beaucoup plus élevé : 156 000 euros.

Vérifiez aussi sur votre contrat qui est assuré. Dans certains cas, seul le titulaire l'est, parfois sont inclus son conjoint, ses enfants, voire ses petits-enfants... Les frais pris en charge s'avèrent, quant à eux, très variables : honoraires médicaux, frais de médicaments, frais d'ambulance, frais d'hospitalisation, urgence dentaire.

Si vous voyagez, attention aux « exclusions communes à toutes les garanties », dont on n'a pas forcément connaissance. Lisez donc, là encore, scrupuleusement, votre contrat. Par exemple, qui sait qu'une rechute de maladie vous exclut du champ de la prise en charge ? Que fait figure d'« exclusion commune » à toutes les garanties « un événement trouvant son origine dans une maladie ou une blessure préexistante diagnostiquée et ou traitée, ayant fait l'objet d'une hospitalisation (continue, de jour, ou ambulatoire) dans les six mois précédant la demande d'assistance, qu'il s'agisse de la manifestation ou de l'aggravation dudit état[1] » ? En d'autres termes, un malade du cancer, ou de n'importe quelle autre pathologie, soigné pour ce motif au cours des six mois précédents, ne sera pas couvert si son état empire subitement à l'étranger.

1. Voir Contrat, « Assistance carte. CB Mastercard Gold. »

Il faut par ailleurs savoir que « les demandes d'assistance concernant la PMA (Procréation médicalement assistée) ou l'IVG (Interruption volontaire de grossesse) sont exclues du champ des garanties ».

Gare aussi au malaise pendant un marathon à l'étranger, car les « incidents survenus au cours d'épreuves, courses, ou compétitions, soumises par la réglementation en vigueur à l'autorisation préalable des pouvoirs publics, lorsque l'assuré y participe à titre de concurrent » sont eux aussi exclus des garanties.

Plus connu, mais à garder malgré tout en tête, le rapatriement par Mondial Assistance ou ses confrères ne s'applique pas dans certains pays, notamment ceux qui sont en guerre. Pour connaître les destinations déconseillées, il convient de se rendre régulièrement sur le site du ministère des Affaires étrangères. « Zone rouge » indique que c'est le cas du Yémen, de la Syrie, de la Libye, mais aussi – plus touristiques – du Mali ou du Niger. Les amateurs de raids ou de trekking exotiques sont prévenus.

18

L'hôpital a du mal à se passer de l'intérim

Il est une bizarrerie du système hospitalier français que peu connaissent : s'il n'y avait pas les intérimaires, jamais celui-ci ne tiendrait. Les titulaires sont tellement sur les rotules ou en sous-effectif que le système repose en effet en grande partie sur des médecins « intérimaires ». Personnellement, je croyais le recours à cette catégorie de personnel réservé aux plombiers ou aux agents du BTP. Mais je me trompais. Et ce n'est en rien une bonne nouvelle. Car si l'intérim a le vent en poupe à l'hôpital, ce n'est pas près de s'arrêter.

*

Au printemps 2023, comme je travaille sur plusieurs articles destinés au *Point*[1], cette réalité m'intrigue. Je découvre alors une variété d'intérimaires assez large.

1. Marc Payet, « 6 900 euros la semaine, qui sont les mercenaires de la médecine ? » et « La loi de François Braun qui pourrait faire exploser l'hôpital », *Le Point*, 13 mars 2023.

Certains se comportent en stakhanovistes, gagnent des sommes folles en passant d'un hôpital ou d'une clinique à l'autre. Ils « bouchent les trous », le savent et s'en accommodent.

Le Dr Éric Reboli, président du Syndicat national des médecins hospitaliers remplaçants, en est conscient. Lorsqu'il me décrit sa charge de travail hebdomadaire, je suis stupéfait. « Je ne fais que répondre à la demande, m'explique cet urgentiste. Ce n'est pas ma faute si autant d'établissements nous sollicitent tout le temps, mes collègues et moi[1]. »

De fait, sa semaine de travail donne le tournis. « Le vendredi 3 mars, j'ai fait vingt-quatre heures de garde urgences et pédiatrie à l'hôpital privé de Valence (Drôme). En étant payé 1 500 euros net. Le samedi 4 mars au soir, j'ai fait la nuit dans une clinique à Lyon. Heureusement que j'étais disponible, sinon le service était fermé. Les douze heures m'ont rapporté 900 euros net. Au matin du dimanche 5 mars, j'ai pris un train pour me rendre en région parisienne. Où j'ai fait vingt-quatre heures de garde le 6 mars au CH Rives-de-Seine de Neuilly-Courbevoie (Hauts-de-Seine). Payées 1 500 euros net. Le 7, je me suis reposé à mon domicile, à Lyon. Le mercredi 8 mars, je ne devais pas bosser mais Valence m'a rappelé car ils n'avaient personne. J'ai donc assuré une garde de vingt-quatre heures, payée 1 500 euros net.

1. Dr Éric Reboli, entretien avec l'auteur, 8 mars 2023.

Le jeudi je me suis reposé à nouveau mais le vendredi 10 mars, j'ai enquillé sur une autre garde de vingt-quatre heures, à Valence encore, payée à nouveau 1 500 euros net. »

Cette semaine folle lui a donc rapporté la coquette somme de... 6 900 euros net ! « C'était une grosse semaine... je fais souvent moins », tempère-t-il. À l'en croire, ses revenus oscillent, selon les mois, « entre 15 000 euros net » et « rien du tout... quand [il] décide de ne rien faire ».

Une fois la caricature dépassée, il faut prendre conscience que les collègues d'Éric Reboli font en fait tourner la machine. Car il est très difficile de se passer de leurs services. « On nous colle une étiquette de mercenaires, mais qui est là pour aller dépanner au quart de tour quand il n'y a personne à Chalon-sur-Saône, à Bourges, ou aux Sables-d'Olonne ? s'agace l'intérimaire de luxe. Je les connais quasiment tous, ces petits hôpitaux. Et je reçois des dizaines d'offres par e-mail, *via* des boîtes d'intérim ou des hôpitaux du pays. »

À 57 ans, ce père de trois enfants se moque des critiques. « Pourquoi ne dit-on rien des revenus des pilotes d'avion ou des footballeurs ? Nous autres, médecins de garde aux urgences, ou anesthésistes, avons une grosse responsabilité. Le problème, ce n'est pas nous mais que nos confrères praticiens hospitaliers ne sont pas assez payés. »

*

Pour autant, force est de constater que certains intérimaires abusent du système. Thomas[1], anesthésiste, accepte de raconter son parcours de nomade médical à haut niveau. « Je vais d'hôpital en hôpital depuis un an et demi, et j'adore. Pourquoi ? Parce que j'aime bouger et parce qu'il n'y a pas de routine. Entre le 1er et le 15 février 2023, j'ai travaillé dans un hôpital des Alpes où on avait besoin de renfort en traumatologie pour soigner les personnes victimes d'accidents de ski. Eh bien, ça n'arrêtait pas ! » Avantage de son exceptionnelle mobilité ? Des revenus énormes. « En deux semaines je me suis fait 9 000 euros. C'est très bien payé mais je n'ai pas du tout l'impression de les voler. » Revers de la médaille ? Dans certains grands hostos, il est parfois « snobé ». « On me prend pour le groom de service, comme si je ne m'intégrais pas », raconte-t-il.

De fait, certains intérimaires « mercenaires » ont mauvaise réputation. Stanislas Johanet, ancien responsable de l'Intersyndicat des praticiens hospitaliers, se souvient. Par exemple, de « cet homme qui débarquait quelques jours dans un hôpital normand... tout en continuant à faire tourner son service à distance, à Porto. C'était infernal pour les équipes[2] ». On imagine en effet le stress en salle de garde, pour lui avec un œil sur le bloc en Normandie et l'autre sur son planning au Portugal, comme pour l'équipe

1. Le prénom a été changé.
2. Dr Stanislas Johanet, entretien avec l'auteur, 3 mars 2023.

le jugeant tiraillé et donc pas assez concentré. Le même Stanislas Johanet se rappelle aussi d'un autre confrère, qui « exigeait qu'on vienne le chercher à la gare, dans l'est de la France, pour l'emmener directement au bloc de l'hôpital, quitte à utiliser une ambulance pour ce déplacement personnel ».

Christine[1] me vante, elle, ses missions d'intérim sur l'île de Beauté ou aux Antilles – « On ne va pas se mentir... c'est plus agréable d'aller en Corse que dans une bourgade reculée de l'est du pays », confie-t-elle. En précisant : « Les reproches sont injustes et un peu caricaturaux. Car ne nous leurrons pas : on fait tourner la boutique. L'été notamment, où il y a beaucoup de boulot aux urgences avec les vacanciers qui affluent. Certes, je comprends que notre présence puisse crisper les titulaires, puisqu'elle remet en cause leurs plannings, mais quand même. »

La jeune femme raconte aussi que « l'intérim a beaucoup changé, les recrutements aussi. Aujourd'hui j'y croise des médecins jeunes autant que des plus vieux en préretraite, voire des praticiens hospitaliers qui, comme moi, veulent varier leurs activités ». Elle ne se considère en rien comme une « mercenaire », même si elle en a déjà croisé et en conserve un mauvais souvenir : « Le mercenaire, c'est le type qui accepte une garde de vingt-quatre heures à 2 000 euros net dans un endroit pourri uniquement par appât du gain, qui fait de la mauvaise médecine et laisse les autres collègues en plan. Il peut être

1. Le prénom a été changé.

dangereux pour les patients, c'est vrai, mais nous sommes loin de tous être de cet acabit. »

De fait, il ne faudrait pas imaginer que tous les intérimaires roulent sur l'or. Nombre d'entre eux tirent le diable par la queue, attestant, là encore, de la pente très glissante sur laquelle avance l'hôpital. Où, à côté des stars surpayées, une partie des jeunes médecins s'est prolétarisée et accepte l'intérim faute de mieux.

Yannick, 33 ans, jeune médecin motivé, raconte, sous couvert d'anonymat : « Voyez-vous, j'aurais bien aimé avoir un poste de praticien hospitalier bien payé. Mais, dans un grand CHU de province, on m'a juste proposé un salaire de débutant, à 2 200 euros, qui plus est à mi-temps, donc 1 100 euros par mois. Après dix ans d'études, c'était inacceptable. » Il a donc dit « banco » à l'intérim médical.

« J'ai l'impression d'être utile, de faire de l'humanitaire. J'aime bien m'adapter, je fais de mon mieux, je rencontre de nouvelles équipes, même si ce n'est pas toujours simple », ajoute ce garçon enthousiaste et sympathique qui enchaîne les missions et connaît sa liste des hôpitaux comme d'autres, la préfectorale à la sortie de l'ENA. « J'ai travaillé au CH de Bourges et à celui d'Ambert, qui sont assez modestes. Je ne logeais pas dans un hôtel de luxe, mais dans les chambres de l'internat. On ne roule donc pas sur l'or, contrairement à ce que certains qui nous présentent comme des nababs prétendent. »

Yannick brosse le portrait hospitalier d'une France des territoires isolés, reculés... qui a vraiment besoin de médecins. «Je sers à quelque chose quand j'interviens dans un hôpital du Jura... même si, le soir, ne pas pouvoir trouver un restaurant à dix kilomètres à la ronde n'a rien de sympa.»

Il a par ailleurs fait ses comptes, et réfléchit aux nouvelles conditions de la loi Rist[1]. «Je crois que je vais accepter leurs prix, n'ayant pas trop le choix. Mais je n'irai plus dans certains endroits trop difficiles si ceux-ci sont trop bas.»

*

La mosaïque de l'intérim médical révèle que les hôpitaux ne peuvent se passer de ces « mercenaires » corvéables à merci. Si les médecins remplaçants sont de plus en plus nombreux, c'est bien qu'ils sont indispensables ! De 6 000 en 2013, on est passés à plus de 12 000 en 2022 d'après le Conseil national de l'Ordre des médecins. Avec des jeunes séduits par cette formule d'installation. « Aujourd'hui, plus d'un quart d'entre eux commence par s'installer en remplaçant, précise le Conseil. C'est une tendance très forte. » Thierry Mazurier, directeur du CH d'Amboise (Indre-et-Loire), corrobore : « On est devenus addicts aux intérimaires médicaux. Ils nous permettent de remplir nos plannings, de faire tourner

1. La loi Rist est entrée en application en mars 2023. Désormais, elle plafonne un tarif maximal pour les médecins intérimaires. Ils ne peuvent pas toucher plus de 1 300 euros brut par jour. Voir aussi plus loin.

nos blocs, de combler le manque de professionnels titularisés, en poste. Mais c'est vrai que ce système n'est pas sain[1]. »

Les directeurs des moyens et petits hôpitaux y ont recours, contraints et forcés. « On est sur une moyenne de 1 300-1 400 euros brut les vingt-quatre heures, mais souvent, lorsque vous avez vraiment besoin d'un anesthésiste, vous devez le payer deux ou trois fois plus afin qu'il accepte de venir, sous peine de ne pas pouvoir ouvrir votre bloc, et donc de ne pas pouvoir opérer les patients programmés[2] », explique Jérôme Goeminne, président du Syndicat des manageurs des hôpitaux publics, et directeur de sept hôpitaux dans la région Grand-Est, dont celui de Verdun.

*

Le développement de l'intérim, les pouvoirs publics ont décidé de s'y attaquer. Olivier Véran, lorsqu'il était ministre de la Santé, en avait fait son cheval de bataille. Mais la réforme, annoncée en 2021, avait été repoussée au motif que les hôpitaux étaient encore en trauma post-Covid. Par la suite, c'est son successeur, François Braun, soutenu par la Première ministre Élisabeth Borne, qui a repris le flambeau. Et fait entrer en vigueur, le 3 avril 2023, un plafonnement des tarifs de

1. Thierry Mazurier, entretien avec l'auteur, 3 mars 2023.
2. Jérôme Goeminne, entretien avec l'auteur, 4 mars 2023.

l'intérim, inscrit dans une loi portée par la députée Stéphanie Rist. Selon le texte, les intérimaires médicaux ne peuvent désormais pas être payés plus de 1 300 euros brut les vingt-quatre heures. Une somme qui paraît déjà élevée pour le commun des salariés, mais que les concernés repoussent, engageant une partie de bras de fer avec les pouvoirs publics. Depuis, de nombreux « trous » font leur apparition dans les plannings des services, les pressentis refusant de se déplacer selon les nouvelles grilles tarifaires imposées.

Ce qui prouve que le système hospitalier français a un mal fou à se passer de tels supplétifs.

Le Dr Éric Reboli, prenant sa casquette de syndicaliste, dresse un tableau – noir – de la situation : « On a recensé plus de 70 services d'hôpitaux qui, depuis, ne fonctionnent quasiment plus. Dans tout le pays, surtout au sein des petites unités, des fermetures surviennent. Le ministère ne veut pas l'admettre... mais c'est la vérité. »

Après avoir longtemps nié, contre toute évidence, les fermetures, François Braun, alors ministre de la Santé, a fini par admettre « des difficultés » tout en assurant que « l'essentiel de la situation était sous contrôle ». De son côté, le personnel hospitalier demande des revalorisations, qui tardent à venir. « Le ministère doit revoir nos salaires, mais on a l'impression d'être menés en bateau en permanence », estime Anne Wernet, anesthésiste et présidente du Syndicat national des praticiens hospitaliers anesthésistes réanimateurs élargi (SNPHARe)[1].

Les intérimaires médicaux ont majoritairement dit « non » aux tarifs revus. « Selon une consultation auprès de 200 de nos sympathisants, 92 % refusent les nouvelles conditions tarifaires. Ils n'accepteront pas de travailler dans les services hospitaliers à ce prix », précise le Dr Éric Reboli.

Le Collectif interhôpitaux, emmené par le Dr Arnaud Chiche, anesthésiste, est sur la même ligne : « On ne dit pas qu'il faut payer les gardes 2 000 euros par jour, mais quelle profession accepterait de baisser de 40 % sa rémunération sans réagir ? C'est inadmissible ; on est en train de flinguer les "bouche-trous" ! Je redoute de gros problèmes dans les hôpitaux », indique-t-il, en citant les témoignages de praticiens recueillis sur une page Facebook dédiée aux intérimaires.

*

Reste que l'explosion des dépenses d'intérim plombe les budgets des hôpitaux. Reste que « cela coûte 1,5 milliard d'euros par an », estime la Fédération hospitalière de France. Le directeur de l'ARS Auvergne-Rhône-Alpes, Jean-Yves Grall, défend une ligne de fermeté : « Il faut tenir. Les hôpitaux ne

1. Dr Anne Wernet, entretien avec l'auteur, 7 mars 2023.

doivent plus surpayer les intérimaires médicaux. Nous devons être unis sur cette question[1]. »

Moi, une question m'intrigue. Sous couvert de normalisation et de réduction des dépenses, les pouvoirs publics n'essaieraient-ils pas de fermer les services à bout de souffle qui ne peuvent tourner sans intérim ? De supprimer ces « petits hôpitaux », qui coûtent cher mais rendent service à la population ? Stéphanie Rist, députée du Loiret à l'origine de la loi, le confirme à demi-mot : « Il faut plafonner l'intérim, c'est ce que nous avons décidé. Mais certains services hospitaliers, fragilisés avant, ne tenaient qu'artificiellement en ayant recours à cet intérim. Peut-être certains devront-ils disparaître. Je ne le souhaite pas, mais il faut regarder ce qui se passe[2]. »

Le président du Syndicat des manageurs des hôpitaux publics, Jérôme Goeminne, le dit autrement, mais l'idée est semblable : « Nous demandons aux pouvoirs publics une exception au plafonnement des intérimaires pour les petits hôpitaux situés à plus de trente kilomètres des grandes agglomérations, sinon nous aurons les plus grandes difficultés à tenir. »

Comme les difficultés existent aussi dans les grandes villes, la situation dégradée retombe, au fond, sur les malades... Qui n'ont rien demandé et se retrouvent face à des panneaux inquiétants du

1. Jean-Yves Grall, entretien avec l'auteur, 7 mars 2023.
2. Stéphanie Rist, « Je ne suis pas en guerre contre les médecins », *Le Généraliste*, 17 avril 2023.

genre : « Les urgences sont délestées. » Ce fut par exemple le cas « du 21 avril 18 heures au 24 avril 8 heures » et « toutes les nuits du 24 avril au 2 mai » dans le grand hôpital Robert-Bellanger d'Aulnay-sous-Bois (Seine-Saint-Denis) qui prend pourtant en charge de très nombreux patients[1]. « La situation est très difficile. On commence à être épuisés par ce conflit », témoigne d'ailleurs un médecin.

---

1. Hélène Haus, « Ce week-end les urgences adultes de l'hôpital d'Aulnay-sous-Bois n'accueillent que des malades en brancard », *Le Parisien*, 22 avril 2023.

19

Parlez-vous *consulting* ?

Le *consulting* ? C'est le sabir caricatural, devenu la quasi-langue officielle de l'hôpital-entreprise. Un franglais à la dérive qui transforme notre système de soin en business model. Les « consultants », avec leurs mots-clefs, leurs anglicismes, leurs plans d'économies dissimulés dans des tableaux Excel à rallonge, en sont les porte-parole. « Slide », « upgradé », « en mode dégradé », « piloter le copermo », leurs idiomes, incompréhensibles au commun des mortels, se propagent dans le monde du soin, créant un jargon aussi désagréable qu'opaque qui recouvre la réalité. Pour la cacher ?

*

Ce phénomène, je l'ai mis au jour dans le cadre d'une enquête pour la belle revue *Zadig*[1], fondée

1. « Les hôpitaux drogués aux consultants », *Zadig*, janvier 2023.

par l'intrépide patron de presse Éric Fottorino, qui dirige aussi *Le 1* et *Légende*. Le rédacteur en chef, François Vey, qui avait lu mon livre *Le Ministère des bras cassés*, écrit sur la crise du Covid et dans lequel j'essayais de comprendre ce qui s'était passé dans les arrière-boutiques de l'exécutif macronien durant ce gros temps épidémiologique, cherchait une enquête en « santé investigation ». Un papier sur le mystère Agnès Buzyn ? Tentant... mais déjà lu. L'influence et les réseaux des cabinets de consultants à l'hôpital... ? Pourquoi pas... D'autant que j'avais lu le best-seller de Nicolas Mathieu, *Connemara*[1], dans lequel il consacre quelques pages à cet univers : son héroïne, Hélène, est en effet fascinée par l'agilité d'esprit de son patron, capable de s'adapter à tous les clients, avant de déchanter devant la vacuité d'un monde qui sonne creux malgré ses beaux discours. C'est cette référence littéraire qui emporta l'adhésion du rédacteur en chef. François Vey me donna carte blanche pour enquêter sur ces drôles d'oiseaux au langage si barbare.

*

Première étape, je me rends à Tours, au CHU Bretonneau, que je connais pour d'autres raisons, mais cette fois il ne sera, de Lucien, pas question.

Je reviens dans ce vaisseau qui emploie plus de 10 000 soignants et paramédicaux en juin 2022.

1. Nicolas Mathieu, *Connemara*, Arles, Actes Sud, 2023.

Pour parler avec un interlocuteur qui fait mouche par ses formules ciselées : le Dr Stéphane Velut. Chef du service de neurochirurgie, il me reçoit dans son bureau et, au courant du sujet qui m'intéresse, évoque d'emblée l'irruption dans son service d'individus venus d'une autre planète. « Au cours d'une réunion de direction où j'écoutais d'une oreille, j'ai brusquement sursauté lorsqu'un jeune consultant a expliqué qu'il fallait passer de l'hôpital de stock à l'hôpital de flux[1]. » Le Dr Stéphane Velut « bugge » sur le mot... « J'ai compris qu'un nouveau discours managérial était en train de s'imposer à l'hôpital. Et que la direction était convertie, convaincue par le prêche des consultants. » Il assiste alors, atterré, à la multiplication de présentations « ineptes », où « les slides succèdent aux slides ». Stéphane Velut a le sens de la formule : « Ces jeunes gens manipulent des tableaux Excel de durées d'hospitalisation comme s'ils décrivaient des ventes de marteaux dans des enseignes de bricolage. Sans connaître un traître mot de ce dont ils parlent. » Une anecdote lui revient : « Je me souviens d'une journée de séminaire où tous les chefs de service étaient rassemblés. Et où on a vécu un lavage de cerveau. Un jeune consultant, expert en chiffres, a projeté 300 courbes et tenu un discours ahurissant, comparant mon service de neurochirurgie à celui de Grenoble ou de Nantes, m'assenant carrément : “Votre durée de séjour est trop longue par rapport à la moyenne.”

1. Dr Stéphane Velut, entretien avec l'auteur, 29 juin 2022.

Or, moi, la seule chose que je veux faire, c'est de la bonne médecine ! Alors qu'on nous fiche la paix. »

Durant ce même séminaire, les médecins doivent participer au « jeu du bateau », autrement dit mimer la cohésion du groupe et exprimer s'ils se sentent capitaine, matelot ou vigie en haut du mât... Jeune hématologue, le Dr Alban Villatte, 35 ans, présent cette fois-là, avoue avoir été « affligé ». « Ces réunions culpabilisantes et abêtissantes », durant lesquelles des consultants demandent à chacun de prendre un Post-it vert pour dire « c'est bien », et rouge pour « ça ne va pas », l'effarent. « Je ne comprends pas ces "méthodes", je n'ai pas fait médecine pour ça », assène-t-il.

D'autant que le tout est assaisonné d'anglicismes incessants, les mots « benchmark », « incentive », « performe », typiques du langage *consulting*, surgissent en permanence dans les interventions. Sans oublier les phrases absconses, comme « tous les acteurs économiques sont disruptés par les acteurs entrants » ! « Comme on ne saisit pas toutes les subtilités de leur discours, on passe pour des benêts. Jusqu'au jour où on se rend compte que ce jargon sert justement à nous déstabiliser », constate le Dr Stéphane Velut.

*

Mais pourquoi l'hôpital fait-il appel à des consultants ? Les médecins ne savent-ils pas soigner ?

Les directeurs, diriger ? Parce que tout est devenu très compliqué dans les paquebots du soin manœuvrés de façon néolibérale matinée de réglementation quasi soviétique ? Parce que les budgets des établissements sont colossaux, que les directions doivent les défendre devant des banques, leurs tutelles, et ne s'estiment parfois pas assez compétentes ? Il y a un peu de cela dans le recours à des expertises extérieures. Mais surtout de la politique.

Pour comprendre l'irruption massive des conseillers, il faut saisir que l'hôpital est un « objet politique ». Les directeurs étant souvent empêtrés dans des querelles entre baronnies, coteries, chefferies de service, élus, parfois ils n'arrivent pas à s'imposer. Aussi, il peut leur paraître rassurant de s'appuyer sur un tiers, le « consultant », auréolé de la vertu d'être indépendant et d'avoir un regard neuf. Comme ces gros cerveaux souvent sortis de X ou de HEC ont des postes payés très cher, qui arrivent avec leur boîte à outils, leurs rapports d'analyse, leur « neutralité » et leurs propositions. Comme il est chic pour un directeur d'hôpital de montrer qu'il peut se les offrir, ces mercenaires du conseil fleurissent partout.

Sur le principe, pourquoi pas ? Inutile de les diaboliser a priori... Mais ce qui devait être l'exception est devenu la norme. Et des dizaines de millions partent chaque année dans la poche de ces « messieurs en bleu » qui incarnent l'autre version de l'hôpital-intérim !

Je rencontre celle qui est alors la directrice du CHU Bretonneau, Marie-Noëlle Gérain-Breuzard, pour lui en parler. Interrogée, elle assume d'y avoir eu recours, comme la plupart de ses confrères[1].

Son récit est d'autant plus intéressant qu'elle a aussi été présidente de la conférence des directeurs généraux de CHU. À l'entendre, si elle a fait appel au cabinet Capgemini, à Tours, en 2017 et 2018, c'était pour répondre à des impératifs de gestion.

« Il fallait boucler le dossier Copermo [Comité interministériel de la performance et de la modernisation de l'offre de soins hospitaliers] du CHU, un énorme document technico-financier qui détaille le financement, les projets de restructuration et les nouvelles ressources », explique-t-elle. L'enjeu colossal, d'un montant de 520 millions d'euros, devait être validé par les tutelles – le ministère de la Santé, Bercy, Matignon… – et par ailleurs emporter l'adhésion des banquiers. Pas le droit de se tromper, donc. Ce qui rappelle que les CHU, en dehors de l'image d'Épinal les résumant aux blouses blanches, représentent des centaines de millions d'euros à gérer et sont souvent le premier employeur des grandes métropoles.

« Ces dossiers sont extrêmement techniques, poursuit Marie-Noëlle Gérain-Breuzard. Impliquent des tableaux, des tableaux, des tableaux. L'État

---

1. Marie-Noëlle Gérain-Breuzard, directrice générale du CHRU de Tours, puis en mars 2023, directrice générale du Centre national de gestion des praticiens et directeurs de la fonction publique hospitalière, entretien avec l'auteur, 29 juin 2022.

ayant des exigences de performance, il fallait le convaincre afin de continuer à pouvoir emprunter et payer les salaires. Pour mener à bien ce projet, je manquais de ressources en interne. L'informatique de gestion était en retard, on n'y serait pas arrivés seuls. On a donc souhaité être accompagnés, et Capgemini l'a emporté. » Au final, le fameux Copermo sera validé par la ministre de la Santé d'alors, Marisol Touraine, en 2017, soit « juste avant le changement de mandature » et l'arrivée au pouvoir d'Emmanuel Macron. Le recours aux consultants existait donc déjà.

Les transformations décidées à Tours sont lourdes. Fermeture de 250 lits d'hospitalisation sur les 1 100 du CHRU, développement fort de l'ambulatoire – le malade ne dort pas sur place –, regroupements de services, notamment dans les soins de suite, en cancérologie et en psychiatrie, alors même que la situation pour les patients est difficile. L'équipe de Capgemini est aussi à l'œuvre pour tenter de faire avaler la pilule, à grands coups de réunions pour impliquer les services et trouver des solutions. Mais cela se passe mal. « On leur a demandé, peut-être à tort, de rencontrer les cadres, de voir avec eux si les séjours pouvaient évoluer vers plus d'ambulatoire. Ils ont parlé à ceux-ci à leur manière, c'est-à-dire avec un langage... de consultant », soupire la directrice. Et ça a coincé.

Le consultant n'est-il pas qu'un thermomètre contre lequel on proteste, à tort, quand le malade a la fièvre ? La question mérite d'être posée car on pourrait le voir ainsi. Mais fallait-il pour autant laisser ces personnes extérieures au monde de la santé, dont la grille de lecture est avant tout économique, prendre tellement de place ? Fallait-il les laisser s'insinuer si profondément dans le système hospitalier, à l'image de ce qu'ils ont fait dans d'autres sphères de la fonction publique comme le révèle le livre *Les Infiltrés*[1] ?

Stanislas Johanet, très au fait du monde des consultants, m'a raconté, avec bonhomie et malice, les coulisses de leur activité[2]. Connaissant comme sa poche le monde hospitalier, ayant lui-même participé à de nombreuses missions de restructuration d'hôpitaux pour le compte de l'Agence nationale de la performance sanitaire et médico-sociale (Anap), il est l'homme clef pour qui veut comprendre le système de l'intérieur. À l'écouter, je comprends que c'est l'État lui-même, *via* cette agence, qui recrute et paie les consultants à l'hôpital.

« J'ai effectué des missions avec 350 équipes hospitalières, explique-t-il. Près de la moitié (plus de 150) avaient besoin d'un coup de main. On a pu leur prodiguer des conseils. » McKinsey, Capgemini, Ylios, Accenture, Boston Consulting group ou des petites structures, Stanislas Johanet les a tous, à un moment donné, croisés, ou fait travailler. À Lyon, Montbéliard, Nancy, Bordeaux, Lille... De quoi décrire objectivement les maux de l'hôpital.

1. Mathieu Aron et Caroline Michel-Aguirre, *Les Infiltrés*, Paris, Allary Éditions, 2022.
2. Dr Stanislas Johanet, entretiens avec l'auteur.

« Soyons francs : certains directeurs, vraiment perdus, ne savent pas comment calmer la fronde de leurs médecins, gérer les relations avec les élus, trancher dans des postes de dépenses excessives. D'autres sont excellents et s'en sortent très bien. Nous essayons donc, avec ces structures extérieures, de les aider et accompagner », confie-t-il. L'ancien anesthésiste croit aux vertus du *consulting.* « Dans un univers où les ressources sont limitées, comment faire autrement ? Il est sain d'avoir une bonne gestion, parce que c'est dans l'intérêt de tous ! » Et de citer en exemple sa mission dans la deuxième ville de France. « L'équipe devait trouver une solution face à la dette insupportable des Hospices civils de Lyon. Qui s'élevait à 922 millions d'euros en 2010 alors qu'ils étaient en déficit de 100 millions chaque année ! Rendez-vous compte : c'était l'emprunt perpétuel. » Aidé par des consultants de McKinsey, Stanislas Johanet identifie assez vite ce qui à ses yeux ne va pas et tente de mettre au point un « contrat performance ». « On a regardé site par site ce qu'il fallait assainir ; on pouvait obtenir 30 % d'économies sans toucher à la qualité des soins ni nuire aux conditions de travail. Parfois, dans des services, il y avait des durées de séjour bien supérieures à ce qui s'observait en moyenne ailleurs. »

Durant deux ans et demi, Stanislas Johanet passe plusieurs jours par semaine à Lyon pour peaufiner le plan. Avec comme objectif de le faire valider par l'agence régionale d'hospitalisation. Une fois les postes d'économie identifiés, il faut aussi faire rentrer l'argent. Voici sa solution : « On a proposé d'augmenter l'offre de soins dans des disciplines médicales où il y aurait de la demande au sein du bassin de population autour de Lyon, comme l'endoscopie digestive ou la chirurgie de la cataracte. » À mots couverts, cela veut donc dire que certains soins sont « rentables » et qu'il convient de les valoriser, tandis que d'autres le sont moins, comme la psychiatrie, qu'il serait tentant de fermer, si l'on suivait une logique purement comptable… mais aberrante d'un point de vue de santé publique. Pour le médecin, « l'équipe de McKinsey a été très performante ».

Peu à peu, les Hospices civils de Lyon sont donc remis à flot. Mais les près de 3 millions d'euros accordés au cabinet McKinsey par l'Anap pour cette restructuration des lieux font l'objet de critiques dans la presse locale, qui évoque un « gaspillage astronomique ». Des élus renchérissent : « C'est l'exemple même d'une dérive d'un système », estime la sénatrice communiste Éliane Assassi, rapporteuse de la commission d'enquête du Sénat sur le sujet. Et d'ajouter : « La facturation des consultants, 1 500 à 2 000 euros par jour, peut choquer par ces temps de pénurie à l'hôpital. Nous sommes heureux d'avoir pu lever un coin du voile avec cette commission d'enquête, ce n'était pas simple à faire. »

*

Aux quatre coins du pays, les hôpitaux sont restructurés sous la houlette de consultants. Qui proviennent souvent des mêmes équipes. À Nancy, la refonte du CHU a été conduite en demandant conseil... à l'équipe de Capgemini, qui avait œuvré à celle de Tours. L'ancien directeur de l'ARS Grand-Est, Christophe Lannelongue, m'a d'ailleurs déclaré « qu'il [avait] souvent fait appel à des cabinets de consultants[1] », évoquant notamment leur rôle à Nancy, en 2018. « La situation financière était catastrophique. Un gouffre. Il fallait absolument réussir à gagner en efficacité pour rembourser 50 millions d'euros par an, sous peine de faillite. La direction de l'hôpital nous disait : “Je ne sais pas où vous allez les trouver.” » La situation semblait donc bloquée. « J'avais fait appel auparavant à un premier consultant, mais il n'était pas assez accrocheur, pas assez technique, pas assez offensif », raconte Christophe Lannelongue qui pense alors à un ex-collègue de l'Inspection générale des affaires sociales... devenu depuis responsable de Capgemini, l'un des leaders mondiaux du *consulting*.

« Quelques jours plus tard, cette connaissance nous présente un type d'à peine 30 ans, exceptionnel, qui connaissait par cœur toutes les données sur les CHU, poursuit Christophe Lannelongue. Il avait un vrai talent pour dénicher des datas démontrant que l'hôpital pouvait faire des économies substantielles. Cela allait du véritable coût de la restauration facturée par les prestataires – couvert par le secret des affaires –, aux durées moyennes d'hospitalisation

1. Christophe Lannelongue, entretien avec l'auteur, juin 2022.

pour une prothèse de hanche dans des hôpitaux de taille comparable. » Contactée, la direction de la communication de Capgemini n'a « pas souhaité donner suite à [notre] demande de rendez-vous ».

J'ai retrouvé la trace de la même équipe sur le vaste chantier de « l'hôpital Nord », à Saint-Ouen, qui va accueillir en 2028 de gigantesques bâtiments flambant neufs, fruits de la fusion des CHU de Bichat (à Paris) et de Beaujon (à Clichy-sur-Seine)... Un projet phare de l'AP-HP, porté par Martin Hirsch, son directeur général de 2009 à juin 2022, et par l'actuel DG, Nicolas Revel.

Le cardiologue Olivier Milleron, porte-parole des soignants du collectif Interhôpitaux, actuellement en poste à l'hôpital Bichat, constate, lui, que le nouvel ensemble comprendra 25 % de lits de moins que n'en accueillaient Bichat et Beaujon, avec des ressources en personnels très insuffisantes[1]. « Les calculs soi-disant scientifiques des consultants étaient délirants, grogne-t-il. Cela équivalait à réduire de 30 % la durée du séjour par rapport à la moyenne de ce qui se pratique dans tout le reste de la France, ce qui était aussi intenable qu'injustifiable. » Depuis, des amendements ont été apportés au projet, et les effectifs, revus à la hausse.

L'hôpital sera sûrement moderne et superbe. Il est déjà bien mis en valeur sur le site de l'AP-HP, où on peut admirer la maquette de l'architecte Renzo

1. Dr Olivier Milleron, entretien avec l'auteur, juin 2022.

Piano. « Ce campus est exemplaire pour l'AP-HP et pour l'université de Paris. L'enjeu est de se projeter dans le Grand Paris, de participer à la mutation d'un territoire dynamique économiquement et démographiquement, mais aussi de s'adapter aux évolutions du système de santé et de construire la médecine de demain. » On espère surtout qu'il y aura suffisamment de bons professionnels pour le faire tourner.

Mais, comme rien n'est simple dans cette affaire, un ultime rebondissement est survenu le 10 juillet 2023 : le tribunal administratif a décidé d'annuler la déclaration d'utilité publique du futur hôpital Grand Paris-Nord, considérant que « les inconvénients de l'opération l'emportaient sur ses avantages ». Un sérieux revers pour l'AP-HP, qui a décidé de faire appel.

*

En fin de compte, comment interpréter cette irruption soudaine des consultants à l'hôpital ? La politiste Julie Gervais émet l'hypothèse que « le postulat idéologique est la défaillance de l'État à se réformer lui-même. Les grands corps de l'État – inspection des Finances, corps des Mines – sont perçus comme des obstacles au changement, trop conservateurs. Le pouvoir politique a donc fait monter en puissance les cabinets de conseil privés pour entreprendre ce changement[1] », estime-t-elle.

1. Julie Gervais, Claire Lemercier, Willy Pelletier, *La Valeur du service public*, Paris, La Découverte, 2021.

L'entrée massive des cabinets de consultants dans la sphère publique date de la révision générale des politiques publiques, mise en place au moment de l'élection de Nicolas Sarkozy à la présidence de la République en 2007. L'objectif était de ne pas renouveler le poste d'un fonctionnaire sur deux partant à la retraite et de réduire massivement les effectifs dans la fonction publique, hôpital inclus. Par la suite, le PS, sous la présidence de François Hollande, a freiné cette tendance mais sans y mettre un coup d'arrêt, tandis qu'Emmanuel Macron l'a relancée.

Fabien Geledan, directeur du programme « Innovation et transformation » à l'École polytechnique, apporte son éclairage : « La fonction publique hospitalière est jugée irréformable, arc-boutée sur ses acquis, ses 35 heures, ses syndicats archaïques. Au sommet, la caste des hauts dirigeants de la santé est elle-même jugée trop consanguine et donc inapte à se transformer. Les cabinets de conseil, dont les membres sortent des meilleures écoles – X, Mines, HEC –, défendent au contraire un modèle anglo-saxon. Ils se posent en rivaux du modèle français d'inspections menées par les grands corps de l'État[1]. »

Mais leurs « recettes » ne semblent pas fonctionner à l'hôpital. Alors qu'en revanche l'addition est salée ! Pendant la crise du Covid, selon des données de la commission d'enquête du Sénat, McKinsey avait facturé au ministère de la Santé 4 551 journées de consultants, à 2 708 euros pièce, soit 12,31 millions

1. Fabien Geledan, entretien avec l'auteur, mai 2022.

d'euros. « Malgré les beaux discours, la gabegie a continué, commente le Dr Simon Cattan. On voit par exemple que le projet de privatisation de la radiologie à l'hôpital d'Aulnay-sous-Bois (Seine-Saint-Denis), en cours, est fait *via* une boîte de consultants, payée par l'hôpital[1]. » Pourquoi ne pas simplement concentrer les efforts sur les soins et leur organisation ? On le demande tous.

1. Voir chapitre 7.

20

Où vont les 240 milliards du budget de la santé ?

Vu les sommes que la France dépense pour sa santé, elle devrait péter la forme ! L'examen des chiffres est, en effet, implacable : 240 milliards d'euros ont été votés en octobre 2022 pour le budget santé 2023, le fameux « Plan de loi de financement de la Sécurité sociale », dit aussi PLFSS. Un montant phénoménal qui correspond à 12,3 % du produit intérieur brut (PIB), supérieur aux dépenses effectuées par nos voisins allemands et italiens sur le sujet, supérieur même à la moyenne des Européens, qui, eux, y consacrent 11 % de leur PIB. Un chiffre qui grimpe, puisqu'en 2021, le budget était de « seulement » 215 milliards d'euros.

Bien sûr, il ne faut pas être avare, la santé a un coût élevé – je ne vais pas dire le contraire. Pourtant, force est de constater que l'investissement existe, que l'argent est, objectivement, bel et bien là, mais que... le système de soins, lui, semble plus pauvre que jamais ! Comment un tel paradoxe est-il possible ?

*

La réponse semble compliquée lorsqu'on interroge des professionnels de la santé. Mais, *grosso modo*, ils évoquent une mauvaise organisation du système de soins qui engendre des gabegies à tous les niveaux du navire, des moussaillons au commandant de bord, et mettent en cause les réformettes inefficaces qui se sont succédé, sans ambition ni cap.

Isabelle, médecin spécialiste depuis vingt-cinq ans, ne reconnaît plus « son » système de santé qui, à ses yeux, « marche sur la tête ». Quand je discute avec elle à bâtons rompus, elle parle pénurie de médecins, problèmes de planning, mais aussi du sentiment de fonctionner avec des « rustines ». Pareil pour son conjoint, professeur des universités-praticien hospitalier (PU-PH) à l'AP-HP, qui « n'arrête pas de travailler parce qu'il ne trouve "plus de médecins pour le seconder" ». Mais Isabelle aime toujours son métier – sa progéniture suit ses traces sur les bancs de la fac. Certains collègues ne sont pas épargnés dans son réquisitoire : « Si vous saviez toutes les ordonnances inutiles et dispendieuses que je vois passer et qui coûtent un fric fou à la Sécurité sociale. Je pense que bien des confrères n'ont strictement rien à fiche du sujet. » Quant aux patients, qui ont pris de mauvaises habitudes en raison d'un système qui les déresponsabilise, ils sont tout aussi fautifs : « Mon père, qui soigne son diabète au bord de la mer depuis qu'il est à la retraite, surconsomme des soins, mais il refuse de l'admettre. Compléments alimentaires remboursés, infirmières tous les jours à domicile, ça fait beaucoup. Quand je lui fais gentiment la remarque, il rétorque : "J'ai cotisé toute ma vie, je ne vais pas me freiner maintenant sur les médicaments." Et moi, je ne veux pas l'embêter avec ça. Résultat : ma mère se rend tous les deux jours à la pharmacie pour lui acheter quelque chose. C'est trop ! J'ai l'impression d'être dure en brossant ce tableau... mais il reflète la vérité. »

Le constat d'Isabelle est implacable. Et livre une vérité crue : tout le monde, à bord du bateau « Soins », joue un rôle dans sa dérive : un pouvoir politique aveugle, des médecins qui n'en font parfois qu'à leur tête, certains patients qui surconsomment. Et une administration de la santé archi-complexe, avec sa Sécu, ses mutuelles... En quelques phrases, Isabelle a bien mis le doigt sur les dangers qui guettent ce qui fut un prestigieux paquebot. Va-t-il s'échouer ?

*

Revenons sur des chiffres qui donnent le tournis. Le mastodonte, contrairement aux apparences, a un cap, l'Ondam, fixé donc, en 2022, à 240 milliards d'euros. La dépense se répartit de façon assez équitable entre l'hôpital et les soins de ville (c'est-à-dire nos médecins et infirmiers libéraux) ; 77 % du financement est pris en charge par l'Assurance maladie, 13 %, par les complémentaires, 2,5 %, par d'autres ressources de l'État, et seulement 7,5 % reste à la charge directe du patient. Cocorico !

Selon les données de l'Institut national de la consommation, la consommation de soins et de biens médicaux (CSBM) est de 3 109 euros par habitant et par an en 2022, soit 13 % de la consommation des ménages. Après la prise en charge par l'Assurance maladie et les mutuelles, le reste à charge pour chaque Français s'élève à 250 euros par année. Nous sommes ceux qui paient le moins en Europe, de façon directe.

Mais, dans les faits, ce sont les cotisations et les impôts qui financent le système de Sécurité sociale. Donc, au fond, les Français payent beaucoup. Les montants retenus aux salariés et aux employeurs sont élevés, comme on peut s'en rendre compte en comparant les salaires en « brut » et en « net ».

Ce choix d'un système très redistributif a ses défauts et ses qualités comme chacun sait. La France est championne du monde de la redistribution sociale, avec 47 % de son PIB redistribué sous forme de prélèvements obligatoires et championne d'Europe de la dépense de santé. Une note du Fipeco (Finances publiques et économie) du 1er mars 2023, qui fait référence, le démontre. Il indique : « Les dépenses publiques hospitalières sont plus élevées en France (3,7 % du PIB) que dans l'Union européenne (3,4 %), en Allemagne (2,9 %) et en Italie (3,1 %). Il en est de même des services ambulatoires [la médecine de ville] dont les dépenses sont de

3,2 % chez nous, contre 2,5 % dans l'Union européenne, 2,4 % en Allemagne et 2,7 % en Italie. »

« On a la chance d'avoir un bon système de santé en France. Quand on se rend à l'étranger, on se rend compte de ses avantages », me glisse un ami. Il n'a pas tort. Mais, ce système n'est ni magique ni éternel, attention au risque d'échouage.

*

Pas question de nier les atouts de notre modèle. Plus de 8 millions de patients sont traités pour un risque vasculaire, 3 millions, pour des cancers, et 5 millions, pour des pathologies mentales. L'hôpital doit faire face chaque année à plus de 8 millions d'hospitalisations ponctuelles et a su surmonter la grave crise du Covid. Le vieillissement de la population entraîne des hausses de consommation de soins, tendance qui va s'accélérer, mais les malades ont – heureusement – le droit de bien se soigner sans que le niveau de leurs revenus intervienne dans la qualité des prestations reçues.

Si l'on observe les dépenses de l'Assurance maladie en 2021, les montants sont considérables : 83 milliards d'euros pour les soins de ville, 73 milliards pour les hôpitaux, 15 milliards pour les cliniques privées.

Comment expliquer alors la sous-performance constatée partout ? Une tribune parue dans *Le Monde* le 9 novembre 2022, intitulée « Dans cinq ans, il sera trop tard pour sauver notre système de santé ! », signée par différentes personnalités dont la philosophe Catherine Audard, le professeur de gynécologie-obstétrique René Frydman, l'économiste Frédéric Bizard, président de l'institut Santé, le médecin cégétiste Christophe Prudhomme, ou encore Patrick Pelloux, président de l'Association des médecins urgentistes de France (Amuf), donne des clefs importantes pour comprendre ce qui est en train de se jouer. Beaucoup de témoignages recueillis dans ce livre lui font écho.

« Le principe de réalité impose de reconnaître que ce magnifique système de soins, conçu au milieu du XXe siècle, se dégrade à une vitesse sans cesse plus rapide, explique la tribune. Force est de constater aussi que les mesures sectorielles à répétition sont de plus en plus coûteuses et de moins en moins efficaces pour ralentir la désintégration du système. Ce grand gâchis ne sera stoppé que par une réforme systémique. » Sous peine, à en croire les signataires, de perspectives sombres. « Dans cinq ans, disent-ils, l'hôpital public se sera tant vidé de ses ressources humaines essentielles qu'il ne sera plus capable d'assurer son rôle de service public, encore moins de fer de lance de l'excellence médicale française. L'État le fera survivre tant bien que mal pour garantir à la classe populaire un accès aux soins. » Dans le même temps, pronostique le texte, le privé sera le grand gagnant car il « aura pris un essor multiforme dominé par une financiarisation sans limites de quelques grands groupes et d'affairistes multiples qui auront poussé au maximum la marchandisation de la santé en France. Un marché largement dérégulé assurera l'accès à la bonne qualité au prix fort pour les plus aisés et à la mauvaise qualité à prix accessible pour la classe moyenne. » Et tous d'appeler à une réforme « de bon sens » en s'inspirant du *Discours de la méthode* de Descartes.

*

Le péril est à nos portes, mais que faire ?

Ne pourrait-on commencer par rationaliser les dépenses de l'hôpital pour éviter le crash ? « C'est le triangle des Bermudes des dépenses, tacle, vachard, un dirigeant d'un syndicat professionnel, bon connaisseur des arcanes du système. Où sont passés les milliards du Ségur de la santé qui étaient censés le remettre à flot ? Il y a d'énormes gains d'efficacité à faire. » L'hôpital sauve des vies mais est mal géré. Il y a 1 300 établissements, avec un budget de 73 milliards pour l'hôpital, et un millier de cliniques, pour un coût de 15 milliards d'euros. La Cour des comptes a beau régulièrement critiquer « la densité du maillage territorial des établissements de santé », qui entraîne « des surcoûts liés à la duplication des services administratifs et des plateaux techniques parfois sous-utilisés[1] », le reproche semble glisser comme l'eau sur les plumes d'un canard puisque, on le constate, peu de réformes de fond ont été faites.

1. Source : Cour des comptes, « Santé. Garantir l'accès à des soins de santé et résorber le déficit de l'Assurance maladie », décembre 2021.

Selon Gilles Johanet, ancien directeur de l'Assurance maladie, « le pouvoir politique a peur de prendre des décisions difficiles, comme fermer des petits hôpitaux ou des services, s'ils sont dangereux ou trop coûteux par rapport à leur efficacité. Parce que des élus locaux s'y opposent, et que l'opinion publique veut une maternité à moins de trente kilomètres de chez elle. Les Allemands n'ont pas les mêmes hésitations et sont plus efficaces. » Un haut fonctionnaire, reconverti dans le privé, surenchérit : « On n'arrive pas à sortir du triptyque qui se tire la bourre et bloque les réformes : maire/directeur d'hôpital/médecin mandarin. »

D'autres hauts fonctionnaires estiment, eux, qu'« on a trop serré la vis à l'hôpital depuis plusieurs années et qu'on arrive “à l'os”. La preuve, on ne parvient plus à recruter d'infirmières, des postes sont vacants en raison de salaires pas assez attractifs. Le tout avec des contraintes du métier fortes et une pénibilité réelle ».

Les 13 milliards d'euros injectés lors du Ségur de la santé, après la crise du Covid en 2021, n'ont pas permis d'inverser la tendance. Et, s'ils étaient justifiés, on a l'impression d'avoir rempli un puits sans fond. Il est par exemple frappant de constater que, lorsque l'on se rend dans les hôpitaux, on n'a pas l'impression que le personnel se tourne les pouces. Les infirmières semblent souvent passer rapidement d'une chambre de malade à une autre, les internes sont exténués, les chefs de service pestent contre les tâches administratives et les directeurs rouspètent contre « des médecins ingérables qui refusent de se laisser dicter quoi que ce soit ». L'autre paradoxe est là : les moyens sont mis, mais l'ensemble ne fonctionne pas bien pour autant.

Le directeur général de l'Assurance maladie, Thomas Fatôme, défend vaille que vaille notre modèle et justifie l'ampleur des dépenses. « Il y a un consensus dans le pays en faveur d'un système de santé qui bénéficie de ressources un peu supérieures à la moyenne européenne. Mais nos dépenses sont maîtrisées. On a fait des choix, qui expliquent aussi cela, et auxquels je ne crois pas qu'il faille renoncer[1]. » Et d'ajouter : « Notre système de soins est globalement assez efficient si on le compare à d'autres pays. Il n'y a pas de listes d'attente massives dans les hôpitaux, et la médecine de ville voit 2 millions de patients chaque jour, même si la situation se tend, compte tenu de la démographie médicale. »

La défense du modèle s'entend. Mais s'interroger sur la volonté politique d'empêcher plus fermement une dérive des comptes s'entend aussi. Il ne s'agit pas de priver les malades de soins, évidemment, mais de préserver le « trésor » en économisant sur le superflu afin de conserver l'essentiel. L'Assurance maladie assure le faire et emploie la formule « le juste soin au juste prix ». On ne saurait mieux dire. Mais où se cache, alors, le superflu ?

1. Marc Payet, « Santé, à quand le traitement de choc ? », *Le Point*, 20 avril 2023.

L'Assurance maladie explique que 168 milliards d'euros de consommation de santé sont remboursés, en augmentation de 10 % par rapport à 2015[1]. Mais quand on lit ses documents, on voit aussi que le poste « Efficience et pertinence des soins », c'est-à-dire les économies demandées aux différents secteurs d'activité du monde médical, est de 755 millions d'euros, soit seulement 0,5 % de l'ensemble. Comment se ventilent les – légères – économies demandées ? 180 millions pour la biologie, 149 millions pour les médicaments, 146 millions pour les dispositifs médicaux, 112 millions pour les actes, 94 millions pour les transports, et 74 millions pour les indemnités journalières. Au fond, cela paraît peu !

*

Beaucoup d'observateurs estiment que le principal souci de l'hôpital est sa vaste désorganisation qui entraîne des dépenses excessives et parfois des gabegies. Il existe toutefois des différences d'un établissement à un autre, différences dont j'ai été témoin.

Je reviens à l'exemple de mon fils, Lucien, dont je connais par cœur le « parcours de soin ». Lorsqu'il se rend à l'hôpital Saint-Joseph, à Paris, pour sa consultation de suivi en neurologie destinée à surveiller son épilepsie, tout est très bien organisé. Rendez-vous donné à l'heure, prise en charge par le médecin lui-même – le Dr Vincent

1. Assurance maladie, rapport « Charges et produits », 2023.

Roubeau –, ou par une infirmière spécialisée en pratique avancée – Élisabeth Raux – qui met à jour son dossier, s'entretient avec nous de sa santé, et transmet un rapport au praticien. Cela dégage du temps médical à celui-ci, qui peut mieux se consacrer à d'autres consultations. Les comptes rendus sont ensuite envoyés sur le dossier médical partagé de Lucien. C'est très bien fait, pratique, moderne. En un mot, rassurant.

Or, je n'ai pas toujours connu ça dans les hôpitaux de l'AP-HP, même s'ils font des efforts pour mieux s'organiser. À Trousseau, l'attente était parfois longue avant un entretien avec un neurologue. Lorsque la porte de son bureau s'ouvrait, le Pr Billette était là, charmant et bienveillant, mais il fallait patienter sans être certain que le médecin ait été informé de notre arrivée ! J'ai aussi le souvenir de consultations problématiques en stomatologie à Necker. Alors que la spécialiste qui suivait Lucien était une femme extraordinaire, pleine d'humanité et dotée d'une immense patience quand elle l'auscultait, l'avant-consultation était infernale à gérer. Même constat encore à Necker, lorsque Lucien était suivi par la neuropédiatre Isabelle Desguerre : une consultation très riche avec une femme à l'écoute et compétente, parfois au prix de plusieurs heures d'attente dans une salle bruyante et forcément stressante pour Lucien.

Une colère me revient en mémoire. Ce jour-là, notre fils souffrait de grosses caries dentaires, et nous n'avions pas encore trouvé de dentiste pratiquant sous gaz hilarant, car il ne pouvait pas être soigné sur un fauteuil et devait subir l'intervention sous anesthésie générale. Le délai qui nous fut annoncé me mit en rage : six mois ! Lucien ne se nourrissant quasiment plus en raison de la douleur, étant vingt-quatre heures sur vingt-quatre sous Doliprane, la date avancée était inacceptable. Alors que je cherchais à me renseigner, on me confia qu'à Necker il n'y avait pas assez d'anesthésistes disponibles pour faire tourner les blocs dans des temps courts, sauf urgence absolue. Comment était-ce possible en France ? En 2020 ? On a donc dû « gérer », et trouver un dentiste d'hôpital privé qui accepte d'opérer Lucien avec célérité. La dent fautive, selon son témoignage, « était infectée jusqu'au bout de la racine ». Deux jours plus tard, notre fils, rassuré et débarrassé de la douleur, s'était remis à manger normalement. Il allait mieux. Nous aussi.

Mais tout un chacun ne devrait-il pas être égal, où qu'il soit, devant l'accès aux soins ?

*

Alors, comment améliorer réellement notre système de santé ? À mon sens, il n'existe pas *une* mais *des* solutions. Nées des leçons à tirer de deux grandes batailles menées avec succès – celles contre le tabagisme et le Covid – comme de la prise de conscience ayant suivi la canicule de 2003, dont les enseignements sauront nous servir avec le réchauffement climatique qui s'annonce.

21

S'inspirer des succès contre le tabagisme

Le prix du paquet de cigarettes est passé de 3,40 euros en 2000 à 11,50 euros pour les marques les plus chères en 2023. Du simple au plus que triple ! Puisque ce sont massivement les catégories populaires qui fument et se sont trouvées fortement affectées par cette hausse massive – certains dépensent plus de 300 euros par mois en cigarettes pour un Smic à 1 200 euros –, la question morale de cette augmentation, qui bénéficie à l'État par le jeu des taxes et aux cigarettiers, mérite d'être posée. Après vingt à quarante ans de tabagisme, les fumeurs ne sont-ils pas, de toute façon, quasiment tous « accros » et dans la quasi-impossibilité d'arrêter ? Et pourtant, le tabagisme a reculé aussi parce que son prix a explosé.

Le mouvement mondial visant à freiner la consommation de tabac est monté en puissance dans les années 1990-2000. En Europe, cela s'est traduit par l'interdiction progressive de fumer dans les avions et dans les trains. En France, le ministre de la Santé socialiste, Claude Évin, a porté ce combat avec la loi de 1991 qui porte son nom. Puis, en 2006, une autre interdisant de « cloper » dans les lieux publics a été votée à l'initiative du ministre de la Santé d'alors, l'UMP Xavier Bertrand. Fait surprenant, tandis qu'on pouvait s'attendre à un vaste mouvement de résistance, la grande majorité des Français s'y est résolue. Parfois difficilement, pas du jour au lendemain non plus, mais le mouvement a été lancé.

Je me souviens d'un reportage de 2004 pour *Le Parisien*, alors que je m'occupais de la rubrique Santé. Mon rédacteur en chef de l'époque, Philippe Duley, m'avait demandé de me rendre à Dublin, dans les pubs traditionnellement enfumés, pour rapporter comment les Irlandais s'accommodaient de la brusque interdiction[1]. Au journal, la plupart de mes collègues et moi-même, nous pensions que les Irlandais n'allaient jamais supporter cette « atteinte à leurs traditions » et réclameraient coûte que coûte la préservation des volutes de fumée. Pour moi, aller au pub, c'était en effet forcément boire des pintes dans un nuage de tabac. Grave erreur. Quelle n'avait pas été ma surprise, en passant de pub en pub, de constater que la très grande majorité des clients était ravie d'être débarrassée de l'odeur du tabac et des vapeurs, heureuse de boire sa *pale ale* ou sa Guiness dans un environnement... non pollué.

1. « L'Irlande sans tabac ni révolte », *Le Parisien*, 8 avril 2004.

Dans la rédaction du journal lui-même, à Saint-Ouen, dans le service « Société-Vivre mieux », l'interdiction formelle de fumer avait entraîné des frictions. L'une allumait sa cibiche en entrebâillant sa fenêtre, ronchonnant contre cette loi vue comme un obstacle à sa liberté, déposant discrètement des dizaines de mégots dans les rainures en fer des glissières... tandis que Michel, non fumeur très sûr de son bon droit, après être resté longtemps sans broncher, s'était emporté en lançant, un jour : « Ras-le-bol à la fin. On n'en peut plus de cette fumée. Vous ne savez pas que le tabagisme passif, c'est grave ? »

*

Aujourd'hui, force est de constater que la politique de santé publique menée contre le tabagisme a été très efficace. Et qu'il le fallait, tant le tabac a été – et est toujours – un grand tueur. Près de 75 000 personnes en décèdent chaque année en France, à la suite de cancers – poumon et autres – ou de maladies cardiovasculaires induits par le tabagisme. La tendance est au recul, mais le tabac coûte des centaines de millions d'euros en frais d'hospitalisation, fauche des vies jeunes, dont on peut dire, cyniquement, qu'elles auraient été utiles à la société et auraient cotisé pour tous.

Un problème moral est aussi lié à ce fléau. Des décennies durant, les industries du secteur ont, depuis le XIXe siècle, investi des milliards dans une communication valorisant leurs produits par le biais de héros positifs affichés sur leurs paquets et en en oubliant les dangers. En réaction s'est développée, voici une trentaine d'années, une politique de « dénormalisation » du tabac pour faire évoluer les mentalités, politique qui s'est aussi appuyée sur la très forte hausse des prix.

Il existe des étapes clefs dans la guerre contre le tabac. Et des instances actives. L'Organisation mondiale de la santé (OMS) par exemple, effarée par le fléau du tabagisme, est montée au créneau. « En 1998, l'Organisation mondiale de la santé estimait que 3,5 millions de morts par an étaient dus au tabac, et que, si rien n'était fait, il serait responsable de 10 millions de morts par an en 2030, dont 70 % dans les pays en développement », écrivait Santé publique France le 30 mai 2011. Ce qui a ouvert la voie à une convention-cadre pour la lutte antitabac, signée le 21 mai 2003 par 172 États, dont la France.

Vite, les stratégies des cigarettiers, leur marketing rendant la cigarette attractive, voire virile ou sexy – le fameux cow-boy Marlboro avec Stetson vissé sur le crâne comme la sensuelle Gitane aux volutes bleues – ont été démasqués et vilipendés. D'abord aux États-Unis et au Canada, puis en Europe.

En France, la loi Évin de 1991 avait déjà porté un rude coup aux fabricants en restreignant leurs possibilités de faire de la publicité – notamment dans toutes sortes de lieux, que ce soit les circuits de Formule 1, souvent parés des logos Gitanes et Marlboro, ou les journaux qui débordaient de campagnes Winston et autres Camel Trophy. Les cigarettiers comme les buralistes avaient renâclé et crié. En vain.

De leur côté, les associations antitabac, notamment le Comité national contre le tabagisme (CNCT), avaient tenu bon. Et largement participé à l'opération « dénormalisation » du tabac. Le chantier était d'ampleur puisque pendant des décennies, à coups de millions de dollars, l'industrie du tabac avait réussi à imposer la norme selon laquelle les gens devaient fumer. Et était parvenue à contrecarrer les études scientifiques qui dénonçaient les dangers de ses produits en finançant d'autres équipes de recherche obtenant, opportunément, des résultats plus nuancés. La « dénormalisation » a consisté à dénoncer ces *fake news*. Le coup fatal fut porté en 2010 par l'interdiction du packaging publicitaire des marques dans toute l'Union européenne et son remplacement par un « paquet neutre » avec photos choquantes de personnes gravement malades. Adieu le rouge et blanc de Marlboro, le dromadaire beige de Camel, les étuis dorés des Gold, l'emballage vert d'eau des menthol et même les incroyables News – que j'étais fier de fumer à 25 ans car j'étais « reporter »... (même si rien ne valait les kitsch Alain Delon découvertes en 1997 au Vietnam).

Emmanuelle Béguinot, porte-parole du Comité national contre le tabagisme, a été l'une des chevilles ouvrières de ces campagnes et a fourni une importante documentation aux journalistes. « Le but, c'est que les jeunes générations n'entrent pas dans le tabagisme, raconte-t-elle. Nous avons mis sur pied des campagnes qui mettaient en lumière les manipulations dont ils étaient l'objet, un argument bien plus percutant auprès des jeunes qu'une tentative de moralisation sur le risque pour leur santé[1]. » En revanche, un écueil qui existait déjà demeure : « Il est très difficile de convaincre les fumeurs qui ont vingt ou quarante ans de tabagisme d'arrêter. Addicts, ils ont un mal fou à s'en débarrasser. »

Les méthodes de l'industrie du tabac étaient, de fait, parfois scandaleuses. Je me souviens d'un « Fait du jour » du *Parisien*, dans lequel j'avais publié l'existence d'un fichage de députés européens par l'industrie du tabac, avec tableaux à l'appui[2]. Deux documents internes d'un cigarettier, intitulés « EU Tobacco Products Directive Review », avaient fuité et montraient la stratégie de la multinationale pour tenter d'influencer les députés européens. Outre leur identité, leur appartenance politique et une succincte note biographique, cette liste ahurissante colorait le nom d'élus en rouge, selon qu'ils étaient opposants à l'entreprise, en bleu, quand celle-ci les considérait comme des alliés, en vert pour que les lobbyistes du tabac aillent rapidement les rencontrer. Le second fichier contenait, lui, des commentaires sur chacun des députés en fonction de leur proximité ou non avec l'industrie du tabac. Avant de le publier, j'avais demandé aux parlementaires concernés de réagir. Dont certains – souvent élus du

1. Emmanuelle Béguinot, entretien avec l'auteur, 18 mars 2022.
2. « Comment l'industrie du tabac fiche les députés », *Le Parisien*, 21 septembre 2013.

Nord ou de l'Auvergne, là où étaient implantées des manufactures de tabac –, qui avaient été indiqués en bleu, ainsi qu'une élue connue pour ses prises de parole « pro-médicales » en rouge et l'avocate Corinne Lepage (Modem), elle-même aussi en rouge et affublée d'un commentaire : « Anti-industrie du tabac. Il faut surveiller de près son potentiel activisme antitabac. » La parlementaire m'avait répondu : « Je suis persuadée que ce fichier est illégal. Mais je suis honorée d'être classée rouge, car je ne me cache pas de faire partie des opposants à l'industrie du tabac. » La députée Constance Le Grip (élue de la droite – Parti populaire européen), « bleue », présentée comme « très proche de Nicolas Sarkozy et de Michel Barnier, favorable aux combats contre la contrefaçon et le commerce illicite » – l'un des thèmes de prédilection des cigarettiers –, me précisa : « J'ai effectivement accordé un rendez-vous à des représentants qui voulaient me sonder pour s'assurer que je n'étais pas une ayatollah antitabac, ce que je ne suis en rien. » Était par ailleurs classé en vert et « à rencontrer d'urgence », car censé être influent, le député socialiste Stéphane Le Foll, qui deviendrait par la suite ministre de l'Agriculture – incontournable à connaître pour les planteurs de tabac. À son sujet, le fichier indiquait : « Il soutient les aides aux planteurs de tabac. C'est un proche de Hollande. » Le ministre, contacté par mes soins, répondit à ce sujet : « Je me souviens avoir rencontré une fois un représentant de l'industrie du tabac pendant la campagne présidentielle de 2012. Ce qui est vrai, c'est que j'ai trouvé hypocrite de supprimer les aides aux producteurs européens de tabac. Je découvre l'existence de ce fichier qui est pour moi une atteinte aux libertés. » Brice Hortefeux, député européen après avoir été ministre de l'Intérieur, était lui aussi indiqué en vert, avec une fiche qui mentionnait : « Proche de Nicolas Sarkozy. Premier cercle. » En tant que député européen, il avait déposé un amendement pour tenter de s'opposer à la directive de la Commission européenne qui devait introduire le « paquet neutre ». Sollicité, il expliqua : « Je l'ai fait après avoir été contacté, dans ma région Auvergne, par l'usine Altadis [ex-Seita], à Riom, où on m'a montré que les emplois étaient menacés si cette nouvelle réglementation passait... » Finissons sur une note drôle, en évoquant la fiche de José Bové, militant écolo bien connu alors, qui se résumait à un « très impliqué dans les syndicats paysans » que chacun aurait pu écrire. Son assistant parlementaire, appelé, m'avait confié que José Bové avait bien été sollicité pour participer à Bruxelles à un événement organisé par les cigarettiers, au cours duquel il aurait dû déclarer : « Je fume la pipe et les États n'ont pas à s'en mêler », ce qu'il avait refusé de faire.

Le jour de sa publication, mon article a été repris par nombre de médias. Il montrait que, confrontée à une « dénormalisation » qui allait lui coûter des milliards, l'industrie du tabac était prête à user de tous les moyens pour riposter, notamment en versant dans le lobbying politique à tout-va. Le cigarettier en question qualifie « d'allégations » les informations du *Parisien* et les conteste formellement. Le groupe dit « respecter les règles en matière de lobbying et de respect de la vie privée[1] ». Cela n'a pas empêché le durcissement de la législation sur le tabac. La directive européenne sur le « paquet neutre » a été adoptée par le parlement.

Du côté des médecins, les prises de position anti-tabac étaient sans ambiguïté. « Il est absolument terrifiant de devoir prendre en charge des centaines de patients, à des stades avancés de la maladie, alors qu'on sait parfaitement ce qui provoque celle-ci », tonnaient-ils. Tout l'appareil du ministère de la Santé était lui-même tendu vers cet objectif : faire reculer la fumée. « Le tabac, c'est *has been*. Vous verrez, bientôt les gens n'en voudront plus du tout », affirmait le ministre de la Santé, Xavier Bertrand. Aujourd'hui, Santé publique France poursuit la bataille, notamment avec le site « Tabac info service » qui livre de nombreux conseils pratiques à ceux qui veulent arrêter.

Le son de cloche n'était en revanche pas le même à Bercy, siège du ministère des Finances. L'administration du Trésor ne tenait pas à se fâcher avec les buralistes, qui ont en France le monopole de la distribution. Alors, en compensation, ces derniers ont été cajolés, et moult aides financières leur ont été accordées pour qu'ils surmontent le manque

1. Communiqué du 21 septembre 2013.

à gagner. Le fait qu'ils aient été et soient encore des relais d'opinion non négligeables, eux qui voient défiler devant leur comptoir tant de gens, valait bien ce soutien officiel.

Cette politique volontariste de santé publique a – pour une fois ! – porté ses fruits. Aujourd'hui, seule une personne sur quatre fume quotidiennement ; contre une sur trois il y a quarante ans, et bien plus dans les années 1970 et 1980. Aparté souvenir : il n'y a qu'à regarder les films de Claude Sautet, comme *César et Rosalie*, sorti en 1972, pour se rappeler combien la cigarette imprégnait la société, les images d'acteurs à peine visibles dans certaines scènes, baignant dans un nuage de fumée, frappent aujourd'hui les esprits. À se demander comment ils supportaient de tourner ainsi.

Preuve qu'il n'y a jamais rien d'irrémédiable, les jeunes générations, elles, fument nettement moins qu'avant. Leur tabagisme quotidien est passé de 41 % en 2000 à 25 % en 2020[1]. Comme si elles estimaient que le tabac n'est plus à la mode. Avec des différences, toutefois, en fonction de l'origine sociale et des études. On constate encore que ceux qui sont en apprentissage ou sortis du système scolaire sont beaucoup plus accros à la cigarette que les étudiants.

Les ventes de tabac ont donc été divisées par deux en vingt ans. Malgré cela, les chiffres restent colossaux. Il se vend 36 milliards de cigarettes

1. Office français des drogues et toxicomanies, « Bilan annuel tabac », 2021.

en 2020, contre 83 milliards en 2000, rien qu'en France ! Et les fumeurs dépensent beaucoup d'argent pour acheter leurs clopes. Dans une campagne de communication percutante, Alliance contre le tabac a mis en scène des visuels édifiants sous forme d'« équivalent tabac ». La pub montre qu'un Caddie plein de courses vaut « 12 paquets de cigarettes », une doudoune neuve, « 26 paquets de cigarettes », un écran plat, « 69 paquets de cigarettes ». Et l'étude d'assener qu'« un fumeur dépense en moyenne 207 euros par mois, soit 2 484 euros par an ».

Par ailleurs, le tabagisme est surreprésenté chez les plus modestes. 45 % des chômeurs fument, contre 25 % des actifs. « Parmi eux, la moitié renonce à des dépenses de première nécessité telles que l'alimentation, la santé ou les produits d'hygiène, au profit des produits de tabac[1] », affirme Marion Catellin, directrice de l'Alliance contre le tabac. En comparaison, les bénéfices énormes de l'industrie du tabac sont estimés, eux, en 2022 à 21 milliards d'euros, rien qu'en France. Comme quoi il y a encore du travail !

*

Il faut compter plusieurs années pour que le recul du tabagisme se traduise par une diminution du nombre de cancers du poumon. Et, déjà, celle-ci se fait sentir. L'Institut national du cancer note que « l'incidence du cancer du poumon est

1. Alliance contre le tabac, Campagne #pouvoir de vivre, 2022.

en diminution de 0,3 % par an chez l'homme en moyenne entre 2010 et 2018 ». En revanche, on ne l'observe pas encore chez les femmes, chez qui il progresse de 5 % par an en moyenne, conséquence de la consommation de cigarettes féminine à partir des années 1990.

Les 4 000 substances chimiques présentes dans une cigarette augmentent fortement le risque de développer des mutations génétiques de l'ADN et de transformer des cellules saines en cellules cancéreuses. Cela concerne les « gros » fumeurs... mais les « petits » fumeurs ne sont pas exempts de risques. En fait, il n'existe pas de seuil au-dessous duquel fumer serait sans risques.

22

Faire reculer l'omerta dans l'univers de la santé

Au cours de mes enquêtes journalistiques, que ce soit pour la presse ou dans le cadre de la rédaction de livres, je me suis souvent heurté à une forme d'omerta de l'administration de la santé. Si, paradoxalement, on y croise d'excellents fonctionnaires, avenants et soucieux de l'intérêt général, la « machine » a tendance à reprendre le dessus et à leur faire adopter la devise « Circulez, il n'y a rien à voir » dès qu'on les interroge. Heureusement, il y a des exceptions...

*

Je m'en suis notamment rendu compte alors que je travaillais sur la crise du Covid. J'avais alors quitté *Le Parisien*, estimant qu'il s'agissait de la fin d'une – bonne – période de ma carrière qui avait duré vingt et un ans, désireux d'avoir plus de temps pour moi, pour ma famille, tout en souhaitant continuer à œuvrer dans mon domaine de prédilection. En l'occurrence pour un livre-enquête[1].

En ce début 2021, la presse avait déjà signalé les problèmes d'approvisionnement en masques, mais personne n'évoquait la désorganisation énorme de l'État, les difficultés monstrueuses des « cellules de crise », la pénurie de personnel. Moi-même je les ignorais, à vrai dire. Et c'est en discutant, en *off*, avec certains fonctionnaires et médecins haut placés que je me suis rendu compte du bazar qui régnait dans les hautes sphères ! Entre la poire et le fromage, à l'occasion d'une soirée, une femme haut fonctionnaire m'a glissé qu'elle ne comprenait pas toutes les consignes qui lui arrivaient de l'administration centrale tellement elles étaient « nombreuses, contradictoires, écrites dans un langage obtus ». Un autre m'a dit par ailleurs que son administration avait dû embaucher en catastrophe de jeunes ingénieurs pour monter des cellules de crise, alors que de nombreux agents étaient en poste chez eux, mais guère consultés. Ce témoin ne s'est pas montré tendre avec son patron, très imbu de lui-même, trop sûr de lui… et à l'en croire impossible à contredire. C'est durant un autre dîner que j'ai appris, après quelques verres de champ', pourquoi certains colis de masques se perdaient. Dans la pagaille ambiante, les chauffeurs de camions qui les transportaient n'avaient pas les bonnes adresses. Une bérézina inimaginable. Mais qu'il ne fallait pas

1. *Le Ministère des bras cassés*, Paris, Albin Michel, 2022.

évoquer ! Parce que, officiellement, le haut commandement faisait front, tous derrière un seul homme, le chef de l'État ! Pas un bouton de guêtre ne devait manquer sur les uniformes.

Ces divers échos me surprirent. Bien entendu, je ne sous-estimais pas la difficulté de s'organiser face à l'apparition d'un virus mutant, mais pourquoi l'État manquait-il à ce point de munitions ? Était-on en juin 1940, pour que le président parle de « guerre » ? Pourquoi de telles zones d'ombre ? On était en février 2021, ces faits s'étaient principalement produits en 2020, et personne ne m'en avait rien dit ! J'étais devant un beau sujet d'enquête.

J'ai rencontré alors plusieurs personnes, dont le général Richard Lizurey[1], ancien directeur général de la gendarmerie nationale, chargé de l'inspection de notre système de santé par le Premier ministre Édouard Philippe. Le général Lizurey m'a confirmé que, avec toute leur bonne volonté, les personnes qui faisaient tourner les cellules de crise étaient... au bord du burn out. Que les préfets n'arrivaient pas à se faire obéir des directeurs d'agence régionale de santé qui n'en faisaient qu'à leur tête, sous prétexte que la santé, c'étaient eux ! Que l'Éducation nationale ne voulait pas se plier aux ordres du ministère de la Santé, car « l'Éduc » relevait de leur chasse gardée. Que les fonctionnaires de Beauvau pondaient des règles de circulation incompréhensibles

1. Général Richard Lizurey, entretien avec l'auteur, 2 mars 2021.

car l'ordre public était leur prérogative ! Que Bercy s'arrachait les cheveux à trouver sur les marchés internationaux des centaines de milliers d'équipements de protection manquants, sans connaître les bons fournisseurs car l'argent, c'étaient eux. Un sacré micmac. Qui ne s'arrêtait pas là. Santé publique France n'arrivait pas à compter le peu de masques dont elle disposait. Personne ne comprenait pourquoi la ministre de la Santé Agnès Buzyn, reconvertie un temps en candidate éphémère à la mairie de Paris, avait dit au *Monde*, en pleurs en évoquant la campagne des municipales : « On aurait dû tout arrêter, c'était une mascarade[1]. » Quant à la ministre de l'Industrie, Agnès Pannier-Runacher, elle ne me cachait pas ses prises de bec avec le ministère de la Santé, qui traînait des pieds pour acheter des masques. Une avenue de Ségur dont le ministre du moment, Olivier Véran[2], ne répondait pas à mes questions.

Le directeur de l'ARS Grand-Est, Christophe Lannelongue, me racontait, lui, son « cri dans le désert » face à un « centre de crise sourd et aveugle » lorsque le Covid avait commencé à frapper sa région et que, lui, réclamait un confinement local. À Matignon et à l'Élysée, j'avais obtenu quelques réponses, parfois partielles, qui me confirmaient qu'il y avait des tensions à certains étages

1. Ariane Chemin, « Les regrets d'Agnès Buzyn : "On aurait dû tout arrêter, c'était une mascarade" », *Le Monde*, 17 mars 2020.

2. Olivier Veran a remplacé Agnès Buzyn au ministère de la Santé le 18 février 2020.

et qu'une partie de l'administration de la santé n'en faisait qu'à sa tête. Une expression revenait souvent à mes oreilles : « Il faudrait absolument simplifier ce millefeuille indigeste. »

Sur la base de tous les témoignages et rapports recueillis, j'ai écrit mon livre. Alors que je rédigeais les derniers chapitres, une source m'a signalé l'existence d'une enquête confiée à l'Inspection générale des affaires sociales, en juin 2020, par le ministre Olivier Véran lui-même, demandant un « retour d'expérience » sur les « éventuels dysfonctionnements » au ministère de la Santé. C'était pain bénit pour mon travail. J'ai essayé de l'obtenir, mais ni l'Igas ni le cabinet du ministre n'ont donné suite à ma demande par e-mail du 8 octobre 2021, se contentant de me répondre : « C'est un document préparatoire à une réponse administrative, il ne peut vous être transmis. » Dont acte. Quand mon livre est sorti, en janvier 2022, avec son titre, certes un peu cash – *Le Ministère des bras cassés* – mais s'appuyant sur une enquête sérieuse, certains ont estimé que j'y allais un peu fort dans les critiques. D'autres l'ont défendu, dont *Le Point* et *Le Monde*.

Le hasard et la chance ont fait qu'une consœur, Séverine Cazes, cheffe du service « Récit » au *Parisien*, formule elle aussi, en février 2021, une demande pour récupérer ce fameux rapport Igas. Que, tenace, elle a fini par récupérer... deux ans plus tard. Séverine Cazes s'était elle aussi heurtée à un mur avant de parvenir à ses fins. « Ce fut un combat de longue haleine... et, à la fin, une belle victoire. Je l'ai d'abord demandé à l'Igas, qui a refusé de me le communiquer. Puis j'ai saisi la Commission d'accès aux documents administratifs [Cada]. En vain, car la Cada a repris l'argument du ministère : pas touche, rapport préparatoire à une décision administrative ! Au *Parisien*, nous avons décidé d'aller plus loin. La direction a estimé qu'il s'agissait d'un sujet important pour nos lecteurs et m'a permis d'être aidée d'un cabinet d'avocats afin de saisir la justice. Tribunal administratif, Conseil d'État, puis retour au tribunal administratif... cela a été long et fastidieux[1]. » De guerre lasse, elle publie le rapport obtenu par une source, le 4 janvier 2023[2]. Il est accablant pour le ministère de la Santé et me donne raison, *a posteriori*, pour le titre de mon livre.

Ont été auditées 375 personnes par les 4 inspecteurs qui, dans leurs conclusions, remettent tout à plat. « L'organisation de la gestion de crise a connu un éclatement tel qu'au cours de la mission aucun acteur rencontré n'a semblé avoir une vision claire et exhaustive, quel que soit son niveau hiérarchique », écrivent les rapporteurs de l'Igas cités dans l'article du *Parisien*. Et d'évoquer la « cellule de crise » en sous-effectif. Le directeur de la santé, Jérôme Salomon, qui pilote tout, pratiquement seul. La désorganisation telle qu'au cours des premiers mois personne ne se souciait de la façon dont il fal-

1. Séverine Cazes, entretien avec l'auteur, 17 avril 2023.

2. « Covid-19 : le rapport secret qui étrille la gestion de crise du ministère de la Santé », *Le Parisien*, Séverine Cazes, 4 janvier 2023.

lait protéger les « 611 000 seniors dans les Ehpad ». Le scoop est repris partout, bravo Séverine !

Cerise sur le gâteau, le tribunal administratif a décidé le 22 février 2023 qu'« aucune raison valable ne justifiait cette rétention d'information ». Parce que le ministère n'avait pas précisé la nature de la décision qu'il allait prendre. Parce qu'il ne donnait aussi aucune indication de délai. Dès lors le tribunal administratif a estimé que ce refus de communiquer ne tenait pas la route. Et a condamné l'avenue de Ségur à verser 2 000 euros au *Parisien* pour les frais de justice. Contraint et forcé, le ministère a finalement mis en ligne le rapport sur le site de l'Igas[1], début avril. Les Français, dont la vie a quand même été sacrément bouleversée par le Covid en 2020, peuvent le lire s'ils le souhaitent.

La question se pose encore aujourd'hui : pourquoi les autorités de santé ont-elles dépensé une telle énergie pour ne pas divulguer les infos demandées ? Parce que l'Igas écrivait noir sur blanc que le système dysfonctionnait ? Parce que tel directeur d'administration, tel conseiller, voire tel ministre, a eu peur de « sauter » si « ça » sortait dans la presse ? La transparence annoncée avait visiblement ses limites.

1. « Retour d'expérience du pilotage de la réponse à l'épidémie de Covid-19 par le ministère des Solidarités et de la Santé », 5 avril 2023. https://igas.gouv.fr/Retour-d-experience-du-pilotage-de-la-reponse-a-l-epidemie-de-COVID-19-par-le.html

23

Les leçons de la victoire (en cours) contre le Covid-19

Le 5 mai 2023, le directeur général de l'OMS, Tedros Adhanom, a fait une annonce majeure, que le monde attendait depuis trois ans et demi. « C'est avec beaucoup d'espoir que je déclare que le Covid-19 n'est plus une urgence de santé publique de portée internationale », a-t-il affirmé. Ce niveau d'alerte, le plus haut que peut prononcer l'instance onusienne, était en vigueur depuis fin janvier 2020. Pendant cette période, la pandémie a fait « au moins 20 millions de morts, a précisé le patron de l'OMS, et infecté plus de 756 millions de personnes à travers le monde. Depuis plus d'un an, la pandémie suit une tendance à la baisse, l'immunité collective s'accroît du fait de la vaccination et des infections, la mortalité décroît et la pression se réduit sur les systèmes de santé. Cette tendance a permis à la plupart des pays de revenir à la vie telle que nous la connaissions auparavant. »

Ce n'est pas pour autant que le Covid a disparu puisque l'OMS n'a pas décrété la *fin* de la pandémie. Il existe encore une menace, en particulier le risque d'émergence d'un agent plus pathogène. Mais incontestablement, la bête est sérieusement en recul. La population, en grande partie, a fini par acquérir la fameuse immunité collective. Au départ de l'épidémie, nos organismes étaient « naïfs » et ne savaient ni s'adapter ni se défendre face à ce virus inconnu baptisé Sars-Cov2, nouvelle version d'un coronavirus. Les combats menés par les chercheurs et les laboratoires pharmaceutiques pour mettre au point des vaccins efficaces ont été couronnés de succès. Ils ont permis aux personnes vaccinées d'éviter de développer des formes graves du Covid.

*

Ce combat a aussi été mené par les millions d'hommes et de femmes qui, en France, ont traversé cette période incroyable en restant « confinés » chez eux du 17 mars au 11 mai 2020. Car, on s'en souvient tous, notre vie quotidienne s'en est trouvée bouleversée. « C'est l'une des expériences les plus incroyables de ma vie. On ne savait pas ce qui allait se passer le lendemain. On était dans l'incertitude la plus totale, même si on avait quelques informations par les médecins », raconte Corinne. Cette architecte qui travaille à Paris et Fontainebleau se rappelle qu'elle « n'avai[t] pas le droit d'aller en forêt, même si [elle] voulait se dégourdir les jambes.

Les autorités estimaient qu'elles n'avaient alors pas les moyens de se disperser et d'aller rechercher des personnes qui se seraient perdues. Avec le recul, je peux comprendre cette décision, même si sur le coup cela paraissait étrange. » Une de ses consœurs était partie, elle, s'installer avec sa famille dans la région nantaise et respectait un strict confinement, allant juste de temps en temps remplir son chariot au supermarché. « Ce qui m'a choquée pendant cette période, c'est de constater combien de personnes résidant en province estimaient que les Parisiens étaient devenus dangereux. Comme si on allait leur apporter la maladie. J'ai moi-même eu droit à des remarques déplacées. » Natalia, architecte qui travaille au sein du collectif La Superstructure à Paris, se souvient de son côté « d'une situation incroyable. Tout d'un coup les enfants n'allaient plus à l'école. Alors que la veille, on ne le savait pas. Je suis tombée des nues ». Sur le plan professionnel, le Covid a représenté un énorme bouleversement. Sophie, cadre à l'Établissement des musées de la Ville de Paris, « nettoyait deux fois de suite, à l'éponge, les courses, dans leur emballage, pour être sûre qu'il n'y avait pas de microtraces de virus », avant de se mettre sur son balcon « à 20 heures tous les soirs, pour applaudir les soignants de l'AP-HP ».

Moi-même, depuis mon appartement, je jonglais entre les articles à écrire sur le Covid pour *Le Parisien*, les réunions éprouvantes en visioconférence avec les équipes du journal et les interviews de spécialistes des maladies infectieuses pour essayer de comprendre ce que l'on savait du fichu virus. Avec l'équipe rédactionnelle, je tentais de rendre compte de l'évolution de sa circulation sur le territoire. Cela revenait à marcher un peu à l'aveugle... tout en devant éclairer la lanterne des lecteurs.

J'écoutais les conférences de presse quotidiennes du directeur général de la Santé, le placide Jérôme Salomon.

« On voyait à la télé que la situation était catastrophique en Italie, avec des hôpitaux qui croulaient sous les malades et des enterrements massifs, mais on ne pensait pas que ça s'abattrait chez nous, si vite, se remémore Corinne. Tout à coup, on s'est rendu compte qu'on ne pouvait plus circuler, plus sortir de chez soi sauf pour les courses et qu'il fallait des attestations pour tout. C'était incroyable », ajoute Natalia. À Paris, la vie s'est resserrée sur les trois rues autour de chez soi. L'appartement, les courses, l'ordi, la télé... Dans ma famille, face à la situation de santé de Lucien, qui risquait de contracter un Covid grave comme toutes les personnes fragiles, nous avons dû prendre une décision. Le centre Raphaël, où il était, a appelé pour nous dire qu'il pouvait le garder, mais qu'il serait pris en charge dans une maison d'accueil spécialisée avec d'autres jeunes handicapés, dont certains avaient vraiment des handicaps très importants. Traduction : si c'était possible pour nous – et cela l'était – mieux valait ramener notre fils à la maison. Nous avons accepté, bien sûr, et nous nous sommes retrouvés à la campagne, à Courcelles-en-Bassée, tous les quatre avec Mattéo et Lucien. « Sur l'autoroute A5, on était pratiquement seuls. C'était très bizarre », se rappelle Mattéo, qui suivait alors des cours de physique à distance, à l'université Paris-Sorbonne. Bénéficiant d'une autorisation de déplacement liée au handicap de Lucien, nous avons croisé des gendarmes qui se sont montrés amicaux et compréhensifs. Et, finalement, le séjour a été paisible. Nous étions comme en apesanteur, face à un monde qui semblait vaciller.

Peu à peu, la France a appris à vivre avec ce Covid. Qui fauchait des vies et provoquait des hospitalisations. En enquêtant sur le sujet, j'ai fait des découvertes. La désorganisation était partout. La maire de Rennes, Nathalie Appéré, m'avait par exemple raconté qu'après avoir assez tôt compris l'utilité des masques et appris que ses services en avaient découvert 400 000 en réserve, elle avait jugé pertinent de les distribuer à la population qui en manquait cruellement ou aux personnes âgées résidant dans les Ehpad. Pour validation, elle avait sollicité le directeur de l'ARS, qui lui avait dit : « Mais vous n'y pensez pas, ne faites pas ça. » Interloquée, la maire de Rennes avait voulu connaître les motifs de ce surprenant refus : « Si vous faites ça, vous créez une inégalité de traitement entre les résidents de Bretagne et ceux des régions qui ne bénéficient pas de cette possibilité[1]. » L'absurdité administrativo-juridique poussée à l'extrême. Il faudrait deux semaines de négociations acharnées à Nathalie Appéré pour obtenir gain de cause.

Et, pendant ce temps, les Français devaient fabriquer eux-mêmes des masques en tissu... Parce que les stocks de masques en papier, constitués par le ministère de la Santé au moment de l'épisode de la grippe « pandémique » de 2010, avaient été détruits entre 2018 et 2019 à la suite d'une succession d'erreurs[2], dont les responsabilités entre dirigeants de Santé publique France, direction générale de la santé et cabinets ministériels sont encore aujourd'hui l'objet d'enquêtes judiciaires.

*

Si le Covid a pu être vaincu et si les hôpitaux ont résisté aux « vagues » – dignes d'Hokusai – qui se sont abattues en particulier sur la région Grand-Est, puis sur l'Île-de-France, et enfin sur une grande partie du pays en 2020, puis 2021, c'est parce qu'une majorité du personnel a « résisté ». Les infectiologues notamment, autour du Pr Yazdan Yazdanpanah au CHU Bichat, ont accumulé des documents et des notes, ont communiqué avec la communauté internationale pour comprendre en temps réel ce qu'était ce fameux Sars-Cov2. Le comité scientifique, autour

1. *Le Ministère des bras cassés*, Paris, Albin Michel, 2022.
2. Certains étaient périmés mais pas tous.

du professeur Jean-François Delfraissy, a de son côté énormément travaillé aussi.

Le Covid n'était pas une grande faucheuse de vies, à la manière d'Ebola. Mais il était très contagieux, car son hôte – l'être humain – pouvait contaminer son entourage dans un rayon d'un mètre cinquante environ, *via* les microsécrétions respiratoires. Il était donc interdit de se serrer la main et de s'embrasser, surtout pour les personnes fragiles. Le gel hydroalcoolique était « la » solution pour éliminer le virus, qui ne résistait pas longtemps à l'air libre. Et le masque – contrairement à ce qu'avaient imprudemment affirmé certains décideurs, sur les conseils d'experts trop sûrs d'eux – était essentiel pour s'en protéger. Les hôpitaux se sont organisés pour travailler ensemble grâce à un bel effort de coordination mené par les ARS. Le Covid, au fond, a été l'occasion de faire des progrès et de « mutualiser » des ressources essentielles.

Il y a eu une période où la pression du nombre de malades en réanimation a été telle que les hôpitaux ont eu peur de manquer d'anesthésiants, et notamment de curare, certains n'en ayant plus du tout ! Une application mise en place par l'ARS Île-de-France a permis aux établissements qui en avaient besoin de le faire savoir immédiatement aux autres, et de récupérer ainsi ces thérapeutiques d'intérêt vital pour les patients. Le président Macron avait raison sur le choix d'une expression : le pays était bien face à une « guerre sanitaire », et il fallait monter au front pour la combattre.

Ce sont aussi les « premiers de corvée » – pour détourner l'expression présidentielle des « premiers de cordée » – qui ont tenu bon. Infirmières à l'hôpital, éducateurs spécialisés dans les instituts médico-éducatifs pour les jeunes – ou moins jeunes – handicapés, dont les parents ne pouvaient pas parfois s'occuper. Profs qui faisaient du télé-enseignement. Personnel périscolaire qui continuait tant bien que mal à suivre les enfants, même école fermée. Tous ont agi.

Et parce que certains enfants, dans les quartiers défavorisés, avaient faim et ne bénéficiaient plus de trois repas par jour lorsque les cantines scolaires étaient fermées, l'année suivante, Emmanuel Macron a estimé qu'il ne pouvait pas fermer le pays une seconde fois, comme il l'a confié à *Zadig* dans une belle interview[1].

Pour autant, deux ans plus tard, les « premiers de corvée » ont eu l'impression que l'on faisait preuve d'ingratitude à leur égard. C'est l'une des raisons qui expliquent leur colère et le mouvement social du printemps 2023 contre la réforme des retraites, avec un âge de départ porté de 62 à 64 ans, alors même qu'ils avaient tenu le pays à bout de bras.

*

1. Éric Fottorino, François Vey, « Conversation avec Emmanuel Macron », *Zadig*, mai 2021.

L'exécutif, après des débuts catastrophiques, a réussi, vaille que vaille, à redresser la barre. Nos voisins européens en ont peu ou prou fait autant, de même que les Américains. Et ce, avant tout grâce à un effort massif d'investissement dans la recherche et la technologie. Au fond, c'est l'industrie pharmaceutique qui a trouvé la solution. La société allemande BioNtech associée au laboratoire Pfizer, de même que la firme américaine de Boston, Moderna ont mis au point le premier vaccin à « ARN messager ». Un prototype qui a permis de produire un vaccin efficace contre le Covid en moins d'un an, prouesse technologique et scientifique qui a redonné espoir en le génie humain.

En Europe, la campagne vaccinale a commencé début 2021. À la vitesse d'une tortue en France, au début, ensuite beaucoup plus rapidement. Les Français, contrairement à ce que claironnaient les « antivax », ont été nombreux à se faire vacciner. La rationalité l'a emporté sur le complotisme malgré les mensonges et les torrents de haine déversés par certains sur les réseaux sociaux. Fin septembre 2021, plus de 50 millions de compatriotes s'étaient fait vacciner.

En mai 2023, au moment même où l'OMS proclamait la fin de l'urgence internationale pour le Covid, on a appris, comme un pied de nez à ces prouesses ayant sauvé tant de vies, que les membres du personnel de santé qui avaient refusé l'injection et dû quitter l'hôpital au début de la pandémie à la suite d'une décision alors logique des pouvoirs publics, étaient autorisés à regagner le navire... sans obligation de se faire vacciner. Quelle honte ! Quelle insulte envers tous ceux qui se sont battus contre le Covid ! Le 5 juillet 2022, le ministre de la Santé, François Braun, estimait que la question « n'était pas d'actualité » lors d'une audition à l'Assemblée nationale, alors qu'un député LFI lui demandait « s'il était prévu de réintégrer les soignants » et qu'un autre élu, LR lui, estimait « qu'il serait temps de faire une espèce d'amnistie ». La proportion du personnel concerné, même si elle était présentée comme très minoritaire, était tout de même évaluée à 12 000 personnes, dont 2 000 à 4 000 soignants.

La Haute Autorité de santé (HAS) a rendu le 30 mars 2023 un avis qui a ouvert la porte à leur réintégration, en estimant que la vaccination des soignants était « fortement recommandée » mais n'était plus « obligatoire ». Beaucoup se sont alors offusqués. François Braun, lui, a indiqué dès la publication du point de vue de la HAS « qu'il allait se ranger à cet avis ». Le Dr Mathias Wargon, chef du service des urgences de l'hôpital Delafontaine, à Saint-Denis, a fulminé qu'il s'agissait d'« un très mauvais message. Un message envoyé aux antivax ». Dans la foulée, le gouvernement a publié ce décret : « L'obligation de vaccination contre le Covid 19, prévue par l'article 12 de la loi du 5 août 2021 susvisée est suspendue. » Quant au groupe PCF à l'Assemblée nationale, il a fait voter le 4 mai une proposition de loi – contre l'avis du gouvernement – abrogeant définitivement l'obligation vaccinale contre le Covid.

La symbolique est terrible. Car cette mesure, discutable, renvoie le pays à ses contradictions. Au pays de Pasteur, pourquoi tant de personnes se méfient-elles du vaccin ? Et ce, même chez les soignants ? Alors que la supposée « forte influence des antivax » a été battue en brèche par la réussite de la campagne vaccinale qui a réellement convaincu 50 millions de Français ?

Pourquoi ne pas s'être appuyé sur ce vrai succès pour refuser de revenir en arrière ? Mystère. Si la pandémie de Covid repart, ce que personne ne souhaite, il faudra tout recommencer et dépenser des dizaines de millions d'euros en campagne de communication pour vanter les mérites de la vaccination. N'apprend-on jamais de rien en France ?

24

Se protéger des canicules à venir

Le réchauffement climatique est devenu une réalité. Et nous avons enfin pris conscience de l'importance de l'environnement pour notre santé. Mais la perception du danger du climat n'a pas toujours été une évidence, et j'en sais quelque chose. En tant que journaliste au *Parisien*, j'ai été pendant l'été 2003 aux premières loges de la plus grande crise climatique qu'aient connu Paris et la majeure partie de la France : la canicule. Et de son effroyable bilan : 15 000 morts. Vingt ans après, ce phénomène est totalement d'actualité, comme le montre le beau documentaire *Canicule 2003. Paris dans la fournaise*[1]. Souvenons-nous. Et tirons-en des leçons.

*

Au début, tout semble normal. En cet été 2003, il fait très chaud, mais n'est-ce pas ce que l'on appelle

1. *Canicule 2003. Paris dans la fournaise,* Morgane Courgeon, diffusé sur France TV le 3 juillet 2023, 52'.

un bel été ? Au moins il ne pleut pas. Les enfants jouent dehors dans les jardins, les vacanciers sont à la plage. Qui imaginerait que le soleil peut tuer autant ? Bien sûr, on connaît le risque d'insolation et de cancer de la peau si on ne se protège pas avec de la crème, mais l'astre solaire est d'abord perçu – dans notre hémisphère – comme un allié, un synonyme de bonheur. La France lézarde sans se méfier. Jacques Chirac a été réélu président de la République l'année précédente après un duel totalement inattendu face à Jean-Marie Le Pen, alors que le candidat de la gauche Lionel Jospin était éliminé au premier tour à la stupéfaction générale. À 71 ans, il se pose en père de la nation, campant une figure rassurante mais quelque peu vieillissante et déjà entravée dans ses prises de décision. Il a nommé un Premier ministre patelin, centriste, Jean-Pierre Raffarin, adepte des slogans comme « La France d'en bas et la France d'en haut ne se parlent plus », qui veut « rassurer » une société fragmentée.

Dans la France d'alors, l'usage d'Internet reste encore assez marginal. On s'appelle avec les téléphones « fixes », un peu par « portable », et on n'utilise pas encore massivement les SMS. Les réseaux sociaux et les chaînes d'info en continu n'ont pas envahi le quotidien. La télé, la radio et la presse écrite – en version *print* et pas encore numérique avec des sites d'infos – sont reines. Les bulletins météo parlent température, ensoleillement, pluie... mais jamais risques pour la santé.

En juillet, un fait divers hors norme fait la une des journaux et choque les Français. Dans la nuit du 26 au 27, le chanteur Bertrand Cantat a tué à coups de poing sa compagne, l'actrice Marie Trintignant, alors que le couple participait au tournage d'une série sur l'écrivaine Colette à Vilnius, en Lituanie.

Quoi d'autre ? Presque rien de nouveau sous le soleil serais-je tenté d'écrire. Comme chaque année, les syndicats de médecins urgentistes ont dénoncé les effectifs insuffisants à l'hôpital pendant la période estivale et le danger que font courir les « fermetures de lits ». Le plus connu d'entre eux est un certain Patrick Pelloux, chef des urgences à l'hôpital Saint-Antoine à Paris et figure déjà médiatique pour ses prises de parole directes et sans langue de bois qui font souvent mouche. À 40 ans, « Patrick », comme tout le monde l'appelle à l'hôpital, est un leader né. À la tête du syndicat Amuf, ce jeune Basque a le sang chaud et le verbe haut. Il a été reçu le 23 juillet par le ministre de la Santé, Jean-François Mattéi, qui a promis que, cet été, la situation allait s'améliorer grâce à une organisation mieux maîtrisée des effectifs médicaux. Le professeur de génétique et de pédiatrie, chef de service à l'hôpital de La Timone, est un proche du maire UDF de Marseille, Jean-Claude Gaudin – qui l'appelle « mon génie ». Jacques Chirac a donc accepté de le prendre au gouvernement en jouant la carte de la société civile et du grand professeur de médecine. Même s'il a été élu député des Bouches-du-Rhône en 1989,

Mattéi n'est pas un homme politique chevronné et rompu aux crises.

Quelque chose commence à clocher début août. Alors que les températures se mettent à dépasser les 40 degrés, le Dr Patrick Pelloux voit apparaître de nombreux patients aux urgences de l'hôpital Saint-Antoine. Qui sont déshydratés, souffrent d'infection urinaire, arrivent dans un état d'extrême faiblesse... sans que les médecins urgentistes en distinguent la cause. Aucune nouvelle maladie pouvant expliquer ce phénomène n'est présente sur le territoire. Face à l'afflux qui grossit à partir du 5 août, « Patrick » réclame des renforts à cor et à cri à sa direction. Sans que l'alerte rencontre le moindre écho. Les urgences commencent pourtant à être débordées et, faute de lits disponibles, à abandonner les patients sur des brancards.

Ce même 5 août, au siège de l'AP-HP, situé dans le bel immeuble de l'avenue Victoria, le Pr Pierre Carli, chef du Samu du Paris, constate lui aussi que la situation n'est pas normale. Le colosse de 50 ans, qui garde toujours son self-control et n'ignore rien des arcanes de la politique hospitalière, est intrigué. Lors d'une réunion de la cellule de veille (qui regroupe 39 établissements parisiens et franciliens) les chiffres annoncés révèlent que les hôpitaux sont saturés. On ne parle pas de la chaleur au cours de la réunion, mais la question est posée : pourquoi autant de personnes affluent-elles aux urgences ?

En ce début août, les principaux dirigeants du pays, eux, sont en vacances. Quoi de plus normal. Une équipe « B » est aux commandes, alors que l'équipe « A » est au repos. Depuis le 1er août, Jacques Chirac est parti changer d'air avec Bernadette au Canada, à North Haley, et se fait très discret – une seule apparition publique. Le Premier ministre Jean-Pierre Raffarin séjourne dans son chalet de Combloux, en Haute-Savoie. Jean-François Mattéi est dans sa maison du Var, à Hyères, tandis qu'avenue de Ségur – le siège du ministère de la Santé – son conseiller, le Pr William Dab, expédie les affaires courantes. Et ce, jusqu'au 9 août avant que la directrice adjointe de cabinet Anne Bolot-Gittler prenne le relais le 11. Même le directeur général de la Santé, le Pr Lucien Abenhaïm, est en congé, l'intérim étant assuré par son adjoint, le Dr Yves Coquin. Ce département du ministère qui a la haute main sur la santé publique s'appuie sur un organisme dont c'est, en l'occurrence, la mission première : l'Institut de veille sanitaire, dirigé par le Pr Gilles Brücker. Qui lui aussi est en congé. Ses services, quant à eux, ne voient rien venir. Même chose à la préfecture de police de Paris où, en l'absence du préfet Jean-Paul Proust, le directeur de cabinet Michel Lalande est aux manettes.

Or, c'est sur ces « technos » que la foudre va tomber.

Dans son bureau de « Ségur », le Pr William Dab a une bonne intuition. Dès le 6 août, il comprend que la chaleur pourrait tuer, mais ne mesure pas l'urgence. Ce spécialiste des questions de santé et environnementales sait que des épisodes de canicule « épidémique » ont déjà frappé des mégapoles, comme Chicago en 1995 ou Athènes en 1987. Aussi demande-t-il par e-mail au Dr Yves Coquin de faire rédiger un communiqué par ses équipes, « rappelant quelques précautions élémentaires, notamment chez les plus jeunes et les plus vieux [...] car l'épidémiologie nous permet d'anticiper un excès de mortalité lié à la canicule. Il existe de nombreuses études sur l'impact sanitaire des vagues de chaleur. Cela pourrait faire l'objet d'un message DGS Urgent ». Hélas, ce communiqué met plus de quarante-huit heures à être édité parce que plusieurs intermédiaires s'en mêlent – la bureaucratie dans toute sa splendeur – et ne sort, sous une forme assez lénifiante, que le vendredi 8 août en fin d'après-midi. Sans donner l'alerte. Ségur semble avoir mis la clef sous la porte.

Un homme comprend ce qu'il se passe, mais ses cris se perdent dans le désert. Il s'agit du Pr Jean-Louis San Marco. Spécialiste des phénomènes climatiques extrêmes, ayant eu affaire aux canicules de 1976 et de 1983 à Marseille, il sait que ces phénomènes provoquent de nombreux décès. Et connaît aussi le scepticisme qui accueille cette vérité. Ne s'était-il pas déjà, à l'époque, heurté au « je-m'en-foutisme » de certains fonctionnaires de santé, un médecin de la Ddass de Marseille lui ayant même dit : « Ça passera au premier mistral. Si vous êtes tellement énervé, allez donc faire une prière à

Notre-Dame de la Garde » ? Lui sait en fait qu'il ne s'agit en rien d'une « fatalité » capable d'emporter certains anciens ayant « fait leur temps ». Depuis l'Italie où il passe ses vacances, il regarde avec angoisse les bulletins météo français, qui annoncent toujours plus de chaleur. Les prévisions sont, il est vrai, menaçantes. Météo France, le jeudi 7 août, indique : « L'air très chaud qui s'est installé sur la France se maintiendra durant les sept prochains jours. Les températures minimales atteindront localement 24 ou 25 °C. Les maximales s'élèveront jusqu'à 36 ou 40 °C. La persistance de cette situation est exceptionnelle et constitue un risque sanitaire pour les personnes âgées, les malades et les nourrissons. »

D'autant plus que la pollution est suffocante. Le communiqué du 7 août de la direction de l'air de l'Agence de l'environnement et de la maîtrise de l'énergie (Ademe) est sans ambiguïté : « On assiste cet été à une multiplication des pics de pollution. Depuis que l'ozone – le rejet des polluants industriels et automobiles dans l'atmosphère – fait l'objet de mesures, jamais une telle situation n'avait été constatée en France. Le phénomène est bien sûr accentué par les fortes chaleurs. »

Un tsunami déferle et Ségur ne voit toujours rien venir. Le 7 août, aucune alerte n'est lancée.

*

À cette époque, je suis en poste au *Parisien*. J'ai 37 ans. Je rentre de vacances le 4 août et je retrouve mon bureau du 25, avenue Michelet à Saint-Ouen. Il est grand, on ne manque pas d'espace. Le service « Société-Vivre mieux » est un vrai groupe. Philippe est un chef de service efficace et attachant, qui pense et parle très vite. Là, on ne l'entend pas puisqu'il est en congé. Les collègues avec qui je travaille le plus souvent, Corinne, qui suit aussi la santé, et Éric, l'investigateur-enquête, de même. D'autres sont présents. Il y a notamment Charles de Saint-Sauveur, un ami qui travaille en face de moi. C'est une grande plume, spécialiste des royautés mais aussi de la Seine-Saint-Denis. Et un type doué d'une bonne technique au foot lors de matchs que nous disputons le mardi midi au stade du Landy, avec des journalistes des « infos génés », des éditions, du sport, et des jeunes gars du quartier. Matchs au cours desquels je prends but sur but, sauf sur d'hypothétiques sorties kamikazes. Dans ma cage, on m'appelle l'Albatros, mais l'oiseau a du mal à déployer ses ailes avant que le ballon ne retombe dans ses filets. On adore. On est potaches. *Le Parisien*, c'est à la fois un grand journal régional d'Île-de-France, et une édition nationale avec *Aujourd'hui en France*. Ce titre n'est pas encore concurrencé par les sites d'information. Comme tout le monde sur place, je trouve que les températures sont étouffantes. Au service « Société-Vivre mieux », on use et abuse des « ventilos » blancs qui font un bruit de rotor d'avion.

Mercredi 6 août, à l'issue d'une réunion un peu molle pendant laquelle la canicule est encore traitée sous le mode « fait beau, fait chaud », une question me traverse l'esprit à la lecture d'une dépêche de l'Agence France presse qui signale qu'elle a fait vingt morts en Espagne. Et si c'était aussi le cas en France ? Pour l'instant, aucune info de ce type n'est remontée.

Le lendemain, le jeudi 7 août, une consœur des « infos génés », qui habite dans le secteur de l'hôpital Saint-Antoine, me met la puce à l'oreille en indiquant qu'elle a « entendu toute la journée des sirènes d'ambulance tourner dans son quartier ». Se passerait-il quelque chose de vraiment sérieux sans qu'on le sache ? La presse n'a pas écrit une seule ligne sur le sujet. Je commence mon enquête.

Toute l'année, je suis en contact avec différentes sources, que ce soient des médecins, en libéral ou à l'hôpital, des syndicalistes ou des directeurs d'hôpital, le cabinet du ministre, des députés, ou des informateurs dans les nombreuses agences qui forment l'architecture complexe du « millefeuille » du ministère de la Santé. J'ai noué des contacts privilégiés avec deux d'entre eux : Patrick Pelloux, que j'ai souvent interviewé pour évoquer la situation des services d'urgence hospitaliers, et Pierre Carli avec qui j'ai discuté régulièrement lors des épisodes de grippe saisonnière, ou de bronchiolite. J'appelle le vendredi 8 août, à 10 h 30, le Dr Patrick Pelloux, qui me dresse un tableau déjà très sérieux de la situation. « On n'a jamais vu autant d'hyperthermies à l'hôpital. On a 20 % d'admissions en plus chaque jour. Il ne reste plus de lits à présent. On est en état de crise. » Les scènes qu'il me décrit sont véritablement alarmantes.

Je réussis à joindre dans la foulée le chef du Samu de Paris, Pierre Carli. La discussion résonne comme un deuxième coup de tonnerre dans un ciel qui n'est plus du tout serein. « La situation devient très sérieuse, dit-il. La canicule déclenche maintenant des malaises chez des sujets auparavant en bonne santé. On manque de lits en réanimation. » Je suis d'autant plus interloqué que, pour l'instant, la presse n'en parle toujours pas. N'est-elle pas au courant ? Mes confrères sont-ils tous aux abonnés absents ? *Le Parisien* décide de consacrer sa une, et donc les pages 2 et 3, à ce sujet.

Dans l'après-midi de ce vendredi, des reporters apprennent que des décès ont été enregistrés dans des hôpitaux de Seine-Saint-Denis. « On doit allonger en urgence les personnes admises pour cause d'hyperthermie dans des lits de glace pour faire baisser la température de leurs corps. Certaines sont plongées dans un sommeil profond. Toutes sont réhydratées par perfusion. »

Je comprends dès lors que la crise est très sérieuse et que l'on nous cache des choses. Une conversation téléphonique avec l'officier de presse des pompiers de Paris, Jacques Kerdoncuff, fait état de plusieurs décès, apparemment causés par la canicule, constatés par ses équipes. Les chiffres sont fiables mais il ne veut pas être cité car sa hiérarchie estime que le lien avec la chaleur n'est pas prouvé. C'est un casse-tête. Nous décidons néanmoins de publier ce premier chiffre de « quatorze morts en deux jours », en une du journal daté du samedi 9 août 2003[1]. Avec un sous-titre qui précise qu'il s'agit d'une estimation *a minima* faite au cours des dernières quarante-huit heures. Nous essayons de contacter l'attachée de presse de Jean-François Mattéi mais elle ne nous répond pas.

Ce 9 août 2003 au matin, les pouvoirs publics, s'ils avaient pris la mesure de ce que disaient le Dr Pelloux, le Pr Carli, et de ce que nous écrivions noir sur blanc dans nos colonnes, auraient pu déclencher une véritable alerte, en demandant aux Français de se protéger du soleil et de s'hydrater. Et, dès lors, sauver de nombreuses vies. Mais l'apocalypse avait déjà commencé. Et le pire était à venir.

*

Dans la semaine du 9 au 14 août, face à l'absence de tout bilan fiable des autorités, nous lançons une grande enquête afin d'obtenir un ordre de grandeur du nombre de morts liés à la canicule en Île-de-France. De nombreux reporters, en particulier du service Société-Vivre mieux et des éditions régionales et départementales, appellent méthodiquement les services de l'état civil des communes, les hôpitaux, les mairies d'arrondissement à Paris, les maisons

1. *Le Parisien*, « Canicule : quatorze morts en deux jours », 8 août 2003.

de retraite, les services sociaux. Et collectent les données liées aux décès.

Pendant six jours, les pouvoirs publics, en quasi-vacances, ne feront, eux, pratiquement rien. Six jours perdus qui pèseront lourd au moment du bilan. Le ministre de la Santé, Jean-François Mattéi, est dans le déni. Pourtant, le dimanche 10 août, le Dr Patrick Pelloux évoque le chiffre de « 50 morts » à la radio et au journal télévisé de TF1. Aux urgences, le week-end du 9 au 10 août a été catastrophique. Les corps s'entassent dans les funérariums, qui sont saturés en Île-de-France mais aussi en Bourgogne et en région Centre.

Le lundi 11 août, à 10 heures du matin, Pierre Carli et Patrick Pelloux participent à une réunion de crise au siège de l'AP-HP, avenue Victoria à Paris. Le premier, qui a passé la nuit sur Internet à consulter de la documentation, explique ce qu'il vient de comprendre du phénomène. « Le coup de chaleur peut tuer, il ne s'agit pas de simples déshydratations. Il menace non seulement les patients dans les services d'urgence, mais aussi les résidents des maisons de retraite, qui sont parfois fragiles. » On le sait aujourd'hui grâce aux données scientifiques : ces journées furent meurtrières, de grandes faucheuses. Le 9 août, 1 400 personnes sont mortes, 1 500 le 10, et 1 800 le 11 ! Au soir du 11, on est même à 8 400 morts en cumulé depuis le début de la canicule.

Mon confrère Charles de Saint-Sauveur a pu joindre le Pr Jean-Louis San Marco. En lisant son interview je comprends ce qu'il se passe. Nous sommes confrontés à quelque chose qui était jusqu'alors inconnu dans de telles proportions : la fournaise urbaine. La ville est un piège à chaleur. Le béton, le goudron et les voitures ont tendance à absorber la chaleur le jour et à la restituer la nuit... Même le matin, il n'y a pas la moindre sensation de fraîcheur. Et, au bout d'un certain temps, hélas chez les plus fragiles, mais pas seulement, le cerveau ne supporte plus les coups de chaud et finit par « griller ». Patrick Pelloux a une altercation avec le représentant du préfet de police au sujet du niveau de gravité de la situation, lors de cette réunion à l'AP-HP du lundi 11 août. Ce dernier reproche à l'urgentiste d'avoir parlé la veille dans les médias de « 50 morts » à Paris, et le qualifie d'« irresponsable » qui va créer « la panique ». Pelloux et Carli arrivent heureusement à convaincre le dirigeant de l'AP-HP, Dominique Deroubaix, de lancer un plan « chaleur extrême » dans les hôpitaux parisiens : réouverture des lits fermés pendant l'été, report des hospitalisations programmées, mobilisation des établissements gériatriques pour l'aval des urgences, rappel de 400 élèves infirmiers, appel aux volontaires de la Croix-Rouge.

Au ministère de la Santé, le 11 août au matin, Anne Bolot-Gittler, la directrice adjointe de cabinet, rentrée de vacances le matin même, essaie de gérer mille problèmes à la fois... mais s'empêtre dans des querelles de clochers et fait face à l'incurie de son administration. Son ministre de tutelle n'est toujours pas là. L'heure est encore au déni. Ce jour-là, le cabinet Mattéi rédige un communiqué de presse hallucinant, dans lequel il est mentionné : « Il n'existe pas d'engorgement massif des urgences. Les difficultés rencontrées sont comparables aux années antérieures, en dehors de cas ponctuels de certains établissements, et d'un ou deux départements d'Île-de-France. »

À la suite de ma demande d'interview, Jean-François Mattéi se « réveille » et m'accorde un entretien par téléphone le lundi 11 août dans l'après-midi, de sa maison de vacances du Var. Il m'assure qu'il a « conscience de la réalité du problème » mais tient un discours à mille lieues de ce qui se passe sur le terrain : « Contrairement à ce qui est dit ici ou là, nous sommes actifs [...]. Globalement, nous étions donc prêts. Je suis encore en vacances dans ma maison familiale, près de Hyères, mais je suis mobilisable dans l'instant. »

Le soir même, au 20 heures de TF1, son interview – en polo, depuis son jardin – sera surréaliste. La forme – le vacancier tranquille, tel qu'il apparaît à l'image – contraste terriblement avec les images des infirmières et des médecins « sur le front », à l'hôpital, au chevet des malades mourant de chaud. Il répond d'un ton débonnaire au présentateur, Thomas Hugues, comme si tout allait bien. Le ministre dira plus tard qu'il voulait rentrer à Paris, mais que sa directrice de communication, qui avait contacté TF1, lui avait dit que ça pouvait très bien se faire dans le Var car la chaîne avait un « car régie » dans la région. En fait, le ministre savait déjà que les funérariums d'Île-de-France étaient saturés. Mais il voulait à tout prix rassurer. Mauvaise pioche.

Le 12 août, Pierre Carli prend conscience de la nécessité de prévenir les maisons de retraite de la gravité de la situation. C'est là que la mortalité est susceptible d'être la plus élevée. Mais il ne sait pas comment faire, ce n'est pas son métier – cela en dit beaucoup sur le cloisonnement de l'information à l'époque. Volontaire et débrouillard, il appelle la direction des affaires sanitaires et sociales à Paris et lui communique son « protocole de soins pour hyperthermie », qui sera très largement diffusé pendant la semaine. Cela sauvera des vies, mais l'alerte arrive trop tard.

Ce 12 août, les températures battent tous les records. Et c'est la journée la plus dramatique au regard des courbes d'hospitalisation et de mortalité. L'eau qui coule du robinet est à 26 °C chez les Parisiens ! Les records sont aussi battus à Bourges, Tours, Dijon et Lyon. La nuit, la température ne baisse pratiquement plus. À Paris il fait 39,5 °C le jour, 30 °C la nuit. Les gens meurent chez eux, en particulier ceux qui habitent dans les étages élevés, les chambres de bonne, sous les toits, là où le zinc accentue encore la chaleur. C'est le cas aussi de ceux qui vivent dans des résidences pour personnes handicapées ou des maisons de retraite non ventilées. Les épidémiologistes qualifient de « pic » cette journée : il y aura 2 200 morts en vingt-quatre heures. Le total cumulé le 12 au soir s'élève à 10 600 décès.

*

On ne peut plus cacher la surmortalité. Et le pouvoir panique face à cette situation inédite qui pose des problèmes matériels hors norme et bouleverse la vie de nombreux Français pendant que d'autres, encore en vacances, n'ont pas conscience de ce qu'il se passe. Désormais la canicule a le visage sombre des cadavres que l'on ne parvient plus à inhumer ou à incinérer.

Pour l'édition du *Parisien* du 13 août, je recueille le témoignage de Jean-Yves Noël, responsable de la chambre mortuaire de l'hôpital de la Pitié-Salpêtrière : « J'ai 45 corps et 30 places disponibles. Je suis obligé de les installer sur des chariots de fortune. À l'hôpital Cochin, les 37 casiers sont déjà tous occupés », explique-t-il. Ma consœur Christine Mateus décrit des scènes incroyables à l'hôpital de Villeneuve-Saint-Georges (Val-de-Marne). Le Dr Alain Fish, responsable du service des urgences, parle, lui, « d'état de guerre. C'est l'hôpital militaire aux urgences ! On examine les patients à même le sol. Tout le monde s'organise, mais les moyens dont nous disposons sont inadaptés au flux qui arrive[1] ». Les photos de ce reportage sont saisissantes.

Nous les publions dans le journal daté du 14 août, en même temps que le résultat de notre enquête sur le nombre de morts présumé en Île-de-France. D'après nos calculs, il y en aurait « près de 2 000 », chiffre que nous mettons à la une avec, en manchette : « Pourquoi la canicule est devenue une tragédie[2]. » Ce total est obtenu en demandant à nos différentes sources le nombre de morts constaté depuis le début du mois d'août et en le rapportant au nombre habituel de décès à cette période. Par exemple, les informations recueillies montrent qu'il y a eu 80 morts à l'hôpital de Lagny depuis le début août 2003, contre 32 pendant la première quinzaine de 2002 ; ou que la ville de Clamart a enregistré 89 décès contre seulement 30 un an plus tôt.

Les reportages dans les funérariums dépeignent une situation catastrophique. Mon confrère Vincent Mongaillard, alors en poste en Seine-Saint-Denis, est sur le terrain, comme à son habitude. Dans son reportage, il décrit l'agitation qui règne au funérarium de Saint-Denis : « Infatigables dans ces circonstances, les agents des pompes funèbres multiplient les nuits blanches. Le téléphone de la standardiste ne cesse de sonner. Des corps ont été provisoirement placés dans des boîtes hermétiques

1. Christine Mateus, « Nous sommes en état de guerre », *Le Parisien*, 13 août 2003.

2. « Près de 2 000 morts en Île-de-France. Pourquoi la canicule est devenue une tragédie », *Le Parisien*, 14 août 2003.

en zinc, à l'abri de la chaleur. L'armoire frigorifique où sont d'ordinaire stockés les restes anatomiques des hôpitaux (membres amputés, organes prélevés...) a également été réquisitionnée. Dans les casiers laissés ainsi vacants, sont entreposés trois cercueils[1]. » L'ampleur du drame est colossale : « On prépare les fosses, on en aura besoin avec toutes les inhumations prévues[2] », lui précise un fossoyeur.

Pour le coup, ce chiffre de source « presse » devient le premier bilan « plausible » du drame. Tous les médias le reprennent dès la première heure, dans toutes leurs éditions. C'est un tsunami médiatique. À ma grande surprise, ce jeudi 14 août au matin, je reçois un coup de fil du directeur général de la Santé, le Pr Lucien Abenhaïm, que j'ai déjà rencontré auparavant pour d'autres papiers. Ce grand professeur de médecine est rentré de vacances en catastrophe quelques jours auparavant. Mais je suis un peu surpris par son ton presque badin, très calme, alors que la situation est critique. Comme s'il ne voulait surtout rien laisser paraître, essayant de faire de l'humour, il me dit : « Marc Payet, je vous embauche comme épidémiologiste. »

En fait, les services du ministère n'arrivent pas à produire des chiffres fiables. Au moins leurs premières estimations ne sont-elles pas éloignées des nôtres.

1. Vincent Mongaillard, « Dès la fin de la semaine, ça va être la catastrophe », *Le Parisien*, 14 août 2003.
2. *Ibid.*

Ce jeudi 14 août encore, à l'hôtel de Matignon, une réunion de crise se tient sous la houlette du Premier ministre Jean-Pierre Raffarin, rentré lui aussi de congé. Il se murmure que la une du *Parisien* n'est pas pour rien dans la prise de conscience au plus haut niveau de la gravité d'une situation que la Santé et l'Intérieur ont, jusque-là, tendance à minimiser.

Le Dr Patrick Pelloux est convié à cette réunion. La question des funérariums saturés est abordée, avec cette terrible question : que faire des cadavres que l'on n'arrive plus à entreposer ? L'urgentiste est choqué par l'idée d'un préfet qui propose de « disposer les dépouilles, tête-bêche, dans les frigos des chambres froides ». Un autre préfet intervient alors pour proposer de « louer un entrepôt frigorifique de 4 000 m^2 au Marché international de Rungis ». Les participants acquiescent. La France en est là. Face au drame, il faut gérer l'impensable. Le 14 août, la préfecture loue des véhicules réfrigérés et achète deux conteneurs à des sociétés spécialisées dans le froid, pouvant accueillir 150 corps chacun.

Le maire de Paris, Bertrand Delanoë, demande l'ouverture exceptionnelle des cimetières les 15, 16 et 17 août pour faciliter les inhumations, mais les familles doivent faire face à des délais d'attente très longs. Les températures commencent enfin à baisser et à redevenir normales après le 17 août. Le directeur général de la santé, qui sert de fusible au ministre Mattéi, présente sa démission le 19 août. Elle est acceptée.

Le 20 août, enfin rentré de ses longues vacances au Canada, le président Chirac se rappelle au bon souvenir des Français. Le jeudi 21, dans une allocution télévisée après le Conseil des ministres, il admet à demi-mot quelques dysfonctionnements : « Tout sera fait pour remédier aux insuffisances que nous avons constatées dans notre organisation sanitaire. Pour éviter ces drames, à l'avenir, notre système de prévention, de vigilance et d'alerte sera revu afin d'assurer une plus grande efficacité. »

Mais il renvoie surtout la balle dans le camp... des familles, en les appelant à leurs responsabilités.

« De nombreuses personnes fragiles sont mortes seules à leur domicile. Ces drames ont de nouveau mis en lumière la solitude de beaucoup de nos citoyens âgés ou handicapés. La solidarité familiale bien sûr, le respect, les relations de voisinage, l'action des communes, à cet égard, sont indispensables à la vie en société. »

*

Il apparaît en vérité que les lanceurs d'alerte ont été peu écoutés, voire pas du tout, et que le pouvoir a très mal géré la crise. Le 6 octobre, sous la direction du député Claude Évin (PS), ancien ministre de la Santé, et du député RPR François d'Aubert, son vice-président, commencent les travaux de la commission d'enquête sur la catastrophe. Je suis auditionné, parmi d'autres témoins, et livre mon témoignage sous serment à l'Assemblée nationale. C'est une grande fierté d'avoir pu le faire[1].

La bonne nouvelle, si je puis dire, c'est que cette catastrophe climatique, sanitaire, et surtout urbaine ainsi que ses « ratages multiples » ont contribué à faire prendre conscience que tout devait être fait pour que cela ne se reproduise pas. Dès l'été 2004, les premières mesures concrètes sont prises. Les Français sont maintenant avertis du risque « chaleur extrême » dans les bulletins météo. Les villes, grandes ou petites, les villages dressent des listes des personnes isolées, et des membres du personnel municipal doivent – théoriquement – les appeler pour s'assurer que tout va bien. Les consignes d'hydratation sont répétées, frôlant parfois la caricature. Les maisons de retraite et établissements médico-sociaux pour personnes handicapées doivent disposer d'une « pièce rafraîchie », où les résidents peuvent se réfugier en cas de température extrême.

C'est grâce à ces procédures que, lors des épisodes de canicule suivants, notamment en 2006 et, dans une moindre mesure, en 2019, il n'y a quasiment pas eu de surmortalité. Cette première alerte doit nous faire prendre conscience du fait qu'il est indispensable d'aller plus loin dans la prévention. Sinon nos villes vont devenir invivables à court terme.

---

1. Assemblée nationale, audition de Marc Payet, journaliste au *Parisien*. Commission d'enquête sur les conséquences sanitaires et sociales de la canicule, 13 janvier 2004.

Épilogue

Pour préserver notre système de santé, il nous faut en prendre soin, tout comme nous devons prendre soin de notre planète. Il est fragile et peut disparaître si l'on n'y fait pas attention. La solidarité, qui en est le fondement, est absolument capitale pour tous, que nous soyons atteints par une grave maladie ou un handicap, ou que nous soyons en bonne santé. Cette enquête a montré que notre système est menacé par des affairistes, et qu'à cause de sa terrible désorganisation, il pourrait s'effondrer. Certains médecins semblent désemparés, d'autres se soucient principalement de leurs intérêts corporatistes. Mais les exceptions sont nombreuses, heureusement.

L'une des pistes envisageables serait d'adopter une attitude plus « sobre » en matière de soins. Évidemment, il n'est pas question de se passer des soins essentiels. Mais, lorsque ce n'est pas nécessaire, ne faisons pas le troisième examen ou n'achetons pas la quatrième boîte de médicaments. Inspirons-nous de la magnifique BD *Un monde sans fin*[1], dans laquelle l'ingénieur Jean-Marc Jancovici et le dessinateur Christophe Blain nous font comprendre, sans discours moralisateur, par des exemples parlants, que notre planète est fragile et qu'il est absurde de surconsommer. Nous pourrions envisager la même approche pour notre système de soins, d'une certaine façon dopé à la surconsommation de médicaments et de consultations, comme la planète l'est par le pétrole. Lui non plus n'est pas inépuisable.

1. Jean-Marc Jancovici, Christophe Blain, *Un monde sans fin*, Paris, Dargaud, 2022.

Remerciements

Merci aux nombreux interlocuteurs qui ont bien voulu me parler pour cette enquête en profondeur sur notre système de santé, où l'argent devient roi, mais où la solidarité s'exprime toujours.

J'exprime toute ma gratitude à Thierry Bour, président du Syndicat national des ophtalmologues, et à Fadila Khattabi, ministre déléguée chargée des personnes handicapées, député Renaissance de Côte-d'Or, pour leurs informations sur les centres de santé « déviants ». Le Dr Stanislas Johanet, anesthésiste-réanimateur, m'a fait bénéficier de sa connaissance éclairée du monde du *consulting* médical. Je salue aussi l'infatigable lanceur d'alerte Alain-Michel Ceretti, qui continue, avec un peu de recul, à traquer les pièges tendus par certains opérateurs de santé, dans l'intérêt des patients.

Je remercie tout particulièrement mon éditeur Thierry Billard, qui m'a fait confiance pour mener à bien cette enquête au long cours sur le thème de la santé et de l'argent, ainsi qu'Emmanuelle Coppeaux, pour sa relecture attentive.

Toute ma gratitude également aux rédactions avec qui j'ai travaillé cette année dans le domaine de la santé publique, sur des thématiques que j'aborde aussi dans ce livre. Une pensée spéciale pour Gwendoline Dos Santos et Armelle Le Goff, du *Point*, ainsi que pour Éric Fottorino et François Vey, pour *Le 1* et *Zadig*.

Je remercie aussi le collectif La Superstructure, au sein duquel je m'intègre dans la joie et la bonne humeur en tant que journaliste indépendant, aux côtés de Stéphanie, Astrid, Natalia, Charlotte, Corinne, Romaric, Pierre et Pascale, une belle bande de créatifs.

Et j'ai une pensée spéciale pour la formidable équipe du centre médico-social Anne-Bergunion, à Paris, et en particulier son super éducateur spécialisé, Thierry Fabre, qui s'occupe si bien de mon fils, Lucien.

Table des matières

Imprimé en France par CPI
en octobre 2023

Composition et mise en pages
par Facompo Lisieux

#lisez engagé !
www.lisez.com
Pour plus d'information :
Imprimé sur du papier issu de forêts gérées durablement.

N° d'édition : 66155/01 – N° d'impression : 176667